【改訂版】

医事課員と専門学校生のための

医事統計入門

三浦 昇 著

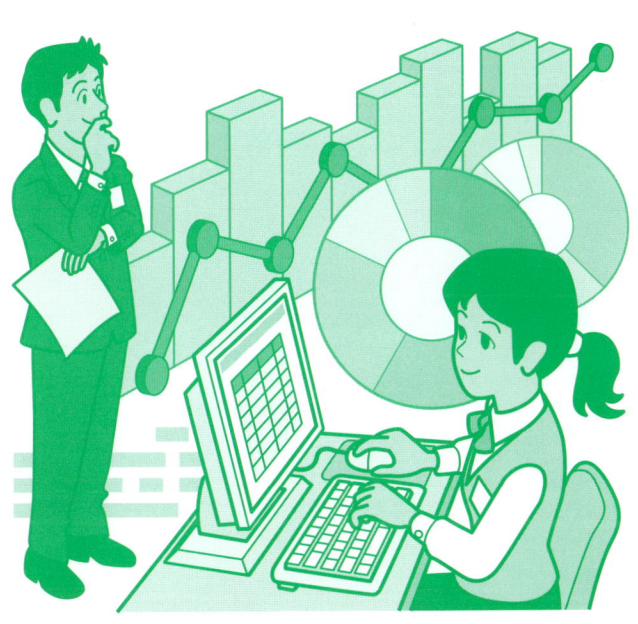

経営書院

「医事統計入門」はしがき

一般社団法人　千葉県民間病院協会
医事研究部長　三浦　昇

　「医事統計入門」を発刊してから13年が経過しました。介護保険制度の施行が2000年（平成12年）ですから、それよりも3年前になります。その当時、病院の長期入院患者をどうするか、医療機関の機能分化、医療機関同士、または介護施設との連携を強化、推進すべきといった声が強く叫ばれ、介護保険がスタートしました。それから、すでに10年経過しているわけです。

　その他、療養病棟やDPC対象病院といった包括病棟の新設がありました。これまでの出来高請求に代わる包括請求方式が一般化されたのも大きな変化です。これら急速に変化する医療環境に応じて医事統計の在り方も変わらざるを得なくなりました。連携に関する統計、包括・持ち出しに関する統計、DPC請求に関する新たな統計等、各医療機関が試行錯誤しながら作成している医事統計の様式も増えてきました。今回の改訂版では、できるだけ変化した医療環境に応じた統計類を掲載しました。読者の皆さまのご叱正・ご教示をいただければ幸いです。

「医事統計入門」第二版発刊にあたって

　本書が専門学校で医療事務を学ぶ学生のテキストとして使用されているのは、筆者としては予期せぬ嬉しい誤算？　でした。第一版が増刷されたのもそうした事情によるものでした。

　そこで今回は、医事職員のためであることはもちろん、専門学校で医療事務を学ぶ学生のテキストとして分かりやすく、統計数字の背景にある医療事情についても、できるだけ説明を加えてみました。急速に変化を続ける医療保険制度の中で、経営資料となる医事統計の作成にどれほど現場が苦心しているか。多くの様式事例を掲載しました。

　多くの統計様式をお寄せいただきました全国各地の医療機関には、あらためて御礼申し上げます。筆者が様式作成の意図を十分理解しないまま説明したところもあろうかと思われます。ご指摘いただければ幸いです。

　多くの統計様式を拝見させていただき、あらためて各医療機関が工夫を重ね、経営資料として医事統計を作成していることに感銘を受けました。記して感謝申し上げます。ご指摘、ご教示等お寄せくださいますよう、お願い申し上げます。

CONTENTS

はしがき …………………………………………………… 1

第1章 医事統計とは ………………………………………… 7

1　医事統計の意義 ………………………………………… 8
2　医事統計の種類 ………………………………………… 9
3　統計の目的 …………………………………………… 11
4　だれが作成するか …………………………………… 12
5　統計資料はだれが見る ……………………………… 13
6　医事統計の範囲＝収入＝持ち出し支出も入る ……… 14
7　ルーチンの統計 ……………………………………… 15
8　イレギュラーな統計 ………………………………… 17
9　医事統計の素材とは ………………………………… 17
10　どう作るか ………………………………………… 19

第2章 こんな統計、あんな統計 ………………………… 23
具体的事例あれこれ

1　患者数統計に関する事例 …………………………… 24
　(1)　曜日別患者数 …………………………………… 24
　(2)　医師別患者数 …………………………………… 25
　(3)　病棟別・診療科別患者数 ……………………… 25
　(4)　年齢別患者数 …………………………………… 25
　(5)　新外来患者数 …………………………………… 26
　(6)　保険（管掌）別患者数 ………………………… 27
　(7)　地域別患者数 …………………………………… 27
2　診療費用に関する統計 ……………………………… 28
　(1)　診療報酬科別・診療行為別請求額 …………… 28
　(2)　保険（管掌）別請求額 ………………………… 29
　(3)　病棟別稼働額に関する統計 …………………… 29
　(4)　1人1日当たりの診療費用統計 ………………… 30

CONTENTS

  （5）　診療日報・月報 …………………………………………… 30
  （6）　診療情報に関する統計 …………………………………… 30
  （7）　その他の統計類 …………………………………………… 31
 3　地域連携に関する統計 ……………………………………………… 32
 4　DPC対象病院に関する統計 ………………………………………… 33

第3章　医事統計の応用 ………………………………………… 35

 1　グラフ化のすすめ …………………………………………………… 36
 2　分析のすすめ ………………………………………………………… 37
 3　分析から提案へ ……………………………………………………… 37
 4　予測とシミュレーション …………………………………………… 38
 5　年報、事業報告書にしよう ………………………………………… 39
 6　経営管理指標として ………………………………………………… 39
 7　会計・経理との連携を ……………………………………………… 40

第4章　医事統計の今日的意味と今後 ……………………… 43

 1　情報の共有をめざす ………………………………………………… 44
 2　医事統計は経営戦略として使う …………………………………… 44
 3　事務部のスタッフとして …………………………………………… 45

第5章　おわりに ………………………………………………… 47

付章　統計表様式集 ……………………………………………… 51

 表1　統計資料月報 ……………………………………………………… 52
 表2　統計資料 …………………………………………………………… 53
 表3-1　統計資料（患者数に関する統計） ………………………… 54
 表3-2　統計資料（診療費に関する統計） ………………………… 57
 表4　曜日別1日平均患者数 …………………………………………… 60
 表5　曜日別患者数合計 ………………………………………………… 60

CONTENTS

表6 患者数等月報 …………………………………… 61
表7 外来患者数月計表 ……………………………… 62
表8 入院患者数月計表 ……………………………… 64
表9 時間帯別外来患者数 …………………………… 66
表10-1 外来稼働額表・医師別 …………………… 68
表10-2 入院稼働額表・医師別 …………………… 70
表11 病棟別患者数月計表 ………………………… 72
表12 病棟別・診療科別入院患者数 ……………… 74
表13 病棟別・診療科別患者数集計表 …………… 78
表14 年齢別患者数月報（外来・入院） ………… 79
表15 外来新患数（初診料算定患者） …………… 80
表16 保険（管掌）別患者利用状況 ……………… 81
表17-1 地域別・月別患者数（診療圏）の状況 … 82
表17-2 地区別外来患者数 ………………………… 83
表18 診療報酬科別・行為別請求状況調書（入院） …… 86
表19 診療報酬科別・行為別請求状況調書
　　　（入院・外来・合計総括表） ……………… 90
表20 診療報酬請求状況 …………………………… 91
表21 外来稼働額表・保険別 ……………………… 92
表22 入院稼働額表・保険別 ……………………… 94
表23 保険別診療報酬実績表（点数表示） ……… 96
表24 入院稼働額表・病棟別 ……………………… 98
表25 入院行為別統計（病棟別） ………………… 100
表26 外来1人1日当たり収入 …………………… 101
表27 入院1人1日当たり科別収入 ……………… 102
表28 患者数（1日平均）と診療収入 …………… 103
表29-1 患者数日報 ………………………………… 104
表29-2 窓口収入日報 ……………………………… 105
表30 診療月報 ……………………………………… 106

CONTENTS

表31	入院患者1人1日平均診療報酬請求額	110
表32	診療情報管理室年報	111
表33	各科病棟別平均在院日数	112
表34	医事課月報	113
表35	各科別外来投薬関係状況	114
表36	院外処方箋発行数	115
表37	投薬に関するグラフ	116
表38	入院外来患者目標値達成率	117
表39	紹介患者（外来・入院）表	118
表40	年齢別紹介患者一覧表	118
表41	疾病別紹介患者一覧表	119
表42	紹介患者地域別表	120
表43	紹介患者施設別表	120
表44	紹介患者診療科別表	121
表45	救急搬送患者統計資料	122
表46	年度別救急車搬送患者数	123
表47	月診療分　DPC対象患者平均在院日数（DPCコード別）	124
表48	入院稼働額出来高案分比率集計表（在科別当月発生分）	126
表49	病院経営指標（抜粋）	128

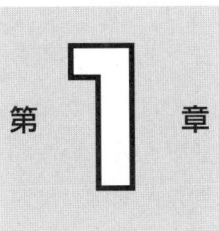

医事統計とは

1 医事統計の意義

　病院は、人間の健康・身体・生命を対象とするため特殊な職業だと言われることがあります。このことから病院の企業性を否定する傾向が見られることもあります。「医療は倫理性を問われるものだから、そのためには経営は二の次でかまわない」と考えられた時代がありました。しかし、今では病院が企業と同じ経営体であり、一般と同じ組織であることを疑う人はいないのではないでしょうか。なぜなら、経営管理のずさんな病院は倒産しているからです。倒産してしまったら、医療従事者が医療行為を行う場がなくなり、地域医療の崩壊ということになってしまいます。それはまた、医療機関として地域住民に対する社会的責任の放棄につながってしまいます。

　「医療サービス」という言葉は、昭和62年の国民医療総合対策本部の中間報告で初めて使われました。平成7年版『厚生白書』には、はっきり「医療はサービス業」として規定されました。医療サービスの中の、食事・寝具・清掃・検査・消毒・感染性廃棄物処理・医療事務など、病院業務の多くは委託外注が可能であることも、医療が営利形態でもかまわないことを示しています。つまり、医療サービスも経済活動の枠組みのなかでとらえなければならない時代になったということです。

　しかし、医療を経済の枠組みの中でとらえる訓練が欠けていたのは、まさに私たち医療従事者でした。この13年間、病院管理に何よりも必要だったもの、それが経営管理であったといえましょう。そして、その方向を大きく左右するもの、それが経営管理統計と言われるものではないでしょうか。

　一般に、医事統計とはいろいろな経営管理統計のうち、特に医事

課で作成されるものを言いますが、それらは必ずしも同じ統計資料を作成しているわけではありません。しかし、医事統計とは大きく分けて、主として医事課で把握できる、患者数と診療費用（＝医業収益）、診療圏における患者領域等に関する統計だと言うことができるのではないでしょうか。

2　医事統計の種類

医事統計と言われるものを大雑把に分けてみましょう。

医事統計	イ	患者数統計
	ロ	診療費用（＝医業収益）統計
	ハ	診療圏における経営環境統計

　以上の３つだけではありませんが、おおよそこれくらいが考えられます。

　イ　患者数統計
　　①　診療科別患者数
　　②　地域別患者数
　　③　性別・年齢別患者数
　　④　保険種別患者数
　　⑤　特定疾患別患者数
　　⑥　医師別患者数
　　⑦　病室区分別患者数
　　⑧　病棟別患者数
　　⑨　新外来患者数
　　⑩　曜日別外来患者数
　　⑪　返戻・査定・過誤件数

⑫　その他
ロ　診療費用統計
　①　診療科別（診療報酬）請求額
　②　診療行為別請求額
　③　保険種別請求額
　④　病棟別稼働額
　⑤　患者1人当たり診療費用
　⑥　レセプト1件当たり診療費用
　⑦　医師別稼働額
　⑧　室料差額稼働額
　⑨　診療月報
　⑩　病床稼働額
　⑪　医療器材・材料等請求額
　⑫　DPC対象患者平均在院日数
　⑬　DPC対象患者入院稼働額
　⑭　DPCコード別入院稼働額
　⑮　DPC稼働額出来高対包括案分比率集計表
　⑯　包括病棟持ち出し比率集計表
　⑰　その他
ハ　診療圏における経営環境統計
　①　地域連携室月報
　②　自院のポジショニングを知る統計
　③　紹介患者数
　④　救急（救急車による来院）患者数
　⑤　紹介先別統計
　⑥　逆紹介患者数
　⑦　地域別患者分布表

⑧　その他

　これですべてとは言えませんが、ほとんどの病院では、その設立主体・経営規模・診療機能・地域の医療環境に応じた、これらの統計を作成しているものと考えられます。逆にいえば、これらの統計資料がなければ経営管理は不可能ではないでしょうか。これらの統計表のさまざまな形式は後述しますが、どの病院でも必要な基本的統計として、患者数、診療費用、地域の経営環境に関する統計類は必須の統計だといってもいいでしょう。

3　統計の目的

　私たち医事課職員は、毎月のレセプト請求が終わった後で、総括表や請求書明細をもとにして、請求した診療月の総請求点数や件数などをまとめています。オンライン請求になっても総括作業が省略されただけで、請求後にデータ分析を行っているのは言うまでもありません。それ以外にも、その日の患者数を調べたり、1日の窓口収入を入金したりしているはずです。よく考えてみると、現金かどうかは別として、医事課の仕事は診療行為をお金に替えるために存在しているといえます。そう、医事課の仕事は診療行為の現金化を本質とするのです。そのために病院に存在しているわけです。

　どんなに素晴らしい医療サービスを提供しても、その対価を請求しなければ、ただの慈善事業に過ぎません。すなわち、病院は一つの企業体です。医療法第54条で過剰金（＝利益）の配当が禁止されていますが、赤字では組織を維持していくことはできません。適正な報酬を対価として請求することが必要です。そのための業務が医事課には求められているのです。

　私たちが統計資料を作成するのは、対価として請求した報酬の総

括としてであることはもちろんですが、それが病院という組織を維持していくための十分な額であるか、前月よりも多いのか少ないのかなどについて、収入の状況を把握するためでもあります。つまり、収入の実態を数値化することによって、またそれを前月・前年等と比較したりすることによって、安定した経営管理ができるようにするためであるといえましょう。

　こうした統計資料がない場合を考えてみてください。病院管理者は何をもとに経営をしていけばいいのでしょうか。病院の収入の大部分は保険診療（レセプト）に依存していますから、その請求状況は大きく病院経営に影響します。経営者としては当然無関心ではいられません。そして、その請求に携わるのは医事課ですから、医事課には経営に直結する数字があふれているといってもいいでしょう。言い換えれば、医事課は経営資料の宝庫です。資料の宝庫から安定した経営管理のためのデータの提供情報発信という役割を担っているわけです。このことを私たち医事課職員、また医療事務を学ぶ学生にも認識してもらいたいのです。

4　だれが作成するか

　医事課が経営資料の宝庫だということは先に述べました。特に患者と収入に関する統計が医事課に集中していることも述べました。また地域における、あるいは診療圏における自院の医療状況を示す経営環境統計も必要となってきているのが現在の状況ではないかと考えます。

　10数年前から、医療機関の機能別に連携が求められるようになりました。1つの医療機関で患者の治療が完結するのではなく、地域におけるそれぞれの医療機関の機能に応じて、各医療機関が連携し

ながら患者の病態に対応するという流れに変わってきたわけです。つまり、医療機関同士の連携が必要とされてきたのです。当然、地域における連携に携わる部署の設置と担当者が必要になりました。それが地域連携室と呼ばれる部署です。医事課以外に、地域の医療機関と連携業務を行う部署における患者および連携業務を表す統計資料の作成も必要になってきました。

　そのため、今では医事課だけでなく、連携業務の統計を作成する「地域連携室統計」も必須となっています。病院によっていろいろな作成方法・部署があってもいいと考えますが、筆者は患者と収入に関する統計は医事課が作成するのがよいのではないかと考えています。もちろん、連携業務に関する統計は地域連携室による作成が望ましいと考えますが、病院によっては経営管理室といった名称の経営管理を専門に行う部署を設けているところも多くなりましたので、統計資料の作成については十分打ち合わせのうえ、作成担当者を決めるのが望ましいと考えます。いずれにしても、統計資料は病院内における医事課の業務として、また連携室の業務として位置づけることが必要であることは言うまでもありません。

　また、平成14年度以後にDPC導入病院がスタートし、その後、診療情報管理がDPC病院では必須となりました。疾病統計はもとより、そのコーディング作業、がん登録作業などを日常的に行うようになっています。いわゆる、DPCに関する統計も必須のものとなりました。これらの作成部署や担当者の組織上の位置づけが必要です。

5　統計資料はだれが見る

　一言でいえば、病院管理者です。理事長をはじめとして、院長、

副院長、診療部長・医局長であり、看護部長であり、事務長、総務部長クラスです。そのほか、理事と呼ばれる病院の経営管理者です。病院によっては、院内の主な部署の責任者に回覧をしているところもあるようですが、最終的には経営に責任を負っている者ということでしょう。

　もちろん、院内部外秘として中間管理職等に対して経営への参画意識をもたせるために回覧したり、配布したり、経営状況を説明したりする際に使ったりすることはあります。しかし、だれよりも収入に関する数字を見たいのは病院管理者であるはずです。作成する時は、複数の病院管理者の目に触れるのだということを忘れてはなりません。見て分かりやすく、正確な統計資料であることを心がけなければなりません。数字の桁をそろえたり、読みやすくまとめることはもちろんです。エクセルによる作成で枠に収まりきれないまま、文字が欠けたりする場合もありますので、コンピューターだから正しいと考えず、提出前に再確認することも大切なことです。病院管理者に見てもらえないような資料では失格です。なるほどと思わせるような統計資料であれば、医事課に対する評価もぐっと上がることでしょう。

6　医事統計の範囲＝収入＝持ち出し支出も入る

　これまで医事統計という場合には、一般的に支出の部分は含めないのが通常の医事統計でした。つまり、医事統計とは主に収入に関する部分をまとめていたものを指していたのです。ところが、入院基本料に包括点数が設けられ、特定入院料、すなわちICU、小児入院管理料など、1日に何点という入院点数等が増えてきました。たとえば、療養病棟入院基本料算定病棟では、患者の医療区分と看護

職員数によって1日当たりの包括点数が設定されています。そして、患者に対して行った投薬、注射、検査、画像診断などの料金は包括点数に含まれるとされています。逆にいえば、包括されている項目の治療を行えば行うほど病院の収入は減ることになります。つまり、持ち出しの支出が増えれば病院の収入が減少するという理屈です。

ですから、どれくらいの持ち出しがあるのか、把握することが求められるようになったわけです。支出は主に総務課、あるいは経理課、会計課、庶務課などでまとめているのがほとんどです。医事統計に関しては、データがほとんど患者に関する数字で占められているわけですから、持ち出しの支出については出来高請求がすべてであった時代とは異なる医事統計の1つと考えていいのではないでしょうか。

医事課という部署が病院にしか存在しないことを考えれば、医事統計は病院にしかない統計だという言い方もできます。病院にしかない統計という場合、患者に関する統計数字を意味するのではないでしょうか。

その意味でも、患者に関する持ち出しの支出に関する統計も医事統計の1つといえるのではないでしょうか。

言葉を換えていうと、医事課は預金客を扱う銀行の窓口と同じように、営業の第一線であると言えます。つまり、営業成績を表したもの、その数字は医事統計が示す範囲だと考えていいのではないでしょうか。

7　ルーチンの統計

ルーチンとはどういうことでしょうか。ROUTINE＝日常の仕事、決まりきった仕事という意味です。医事統計でいえば、決まりきっ

た毎日・毎月・毎年の定形のものということになります。たとえば「患者が今日何人来院したか」「受診したその診療科の内訳は？」といった場合の患者数日報があります。自分の病院の毎日の業務を思い浮かべてください。ほかにもあるはずです。病院によってさまざまな形式・書式の統計資料があるに違いありません。

　このように決まりきった形の書式で報告している統計のことをルーチンの統計といいます。しかし、この定形ということが大事なのです。定形ということは、病院の中のある一部の業務が標準化されたものを指すわけですから、少なくとも院内で標準化された統計を作成していることは、経営の指標となるある部分の数字を確実に把握できていることを示します。それは、数字を目に見える形で表すことができているということになります。

　もし、自分の病院でこうした定形の統計類があまり定まっていないとしたら、経営管理がずさんだと考えても間違いないのではないでしょうか。もちろん、筆者の経験でも、定形の統計様式ができるまでには長い時間がかかると思っています。その理由は、病院を取り巻く医療保険制度が変わったり、地域の医療環境に変動があったり、それにつれて収支の状況が変動したりするからです。たとえば、消費税が導入された際には、消費税が課税される自責診療や診断書類などと、課税されない保険診療などは別建ての項目として書式の項目を分けたりしなければなりませんでした。こうした変動に合わせて適切な統計資料を作成することは容易ではありません。標準化した統計の形式が、現在の自分の病院の実態を反映しているかどうか、常に念頭におく必要があります。周囲の環境の変化に合わせて内容を変えていく柔軟性が求められるのではないでしょうか。

　いずれにしても、ルーチンの統計とは経営指標を示す定時の統計であり、目に見える形で表した定形の数字一覧表であり、病院経営

になくてはならない統計であるといえます。

8　イレギュラーな統計

　ルーチンの統計とイレギュラーな統計はどこが違うのでしょうか。文字どおり定時的、定形でないものを指します。病院管理者から指示を受けて、臨時的に作成するような統計だと考えればいいでしょう。病院によってかなり違うものだと思います。
　例えば、診療報酬改定に伴う新旧比較統計などは、改定のつど実施すれば定形・定例の統計といえるかもしれませんが、2年ごとに実施することが多いわけですから、点数改定がなければ必要とされない点ではイレギュラーなものだといえるのではないでしょうか。
　そして何よりも、そのイレギュラーの統計の目的が何なのか、管理者の要求を明確に把握しておかなければなりません。臨時的に要求されるのは、その必要があるからです。作成する際は、まずそこを理解することが大事です。
　臨時的な医事統計には、必ずその時の経営状況に直結した、はっきりしたねらいがあります。その時々の経営課題に沿った作成指示がその背景にあるといってもよいでしょう。私たち医事課職員はそれに応えられるようでなければなりません。そのためにも自分の病院の現在の課題が何なのか、常に知るように心がけることが必要です。そうでなければ、迅速に対応できないのではないでしょうか。

9　医事統計の素材とは

　医事統計の素材、データのもとは何でしょうか。いうまでもなく患者そのものではないでしょうか。どの地域から来院しているのか、

どんな病気なのか、どんな治療をしているのか、いくら支払ったのか、リピーターの患者として来院しているのかなどについて、調べたい項目に合わせてまとめていくこと、それがデータのもとであり、素材でもある患者に関する統計につながっていくと考えられます。つまり、その患者をどうとらえるかで、統計の素材としてどう使えるようになるのかということです。ここで素材としての患者のとらえ方で、どういう統計になるのか見てみたいと思います。
　① 患者登録から読み取れるもの
　　年齢、性別、地域別（＝診療圏の把握）、医療保険別、指定公費別患者など
　② 診療行為から読み取れるもの
　　行為別診療点数、窓口現金収入、診療科別点数・件数、医療保険別診療点数・件数、受診者一覧表など
　③ 通院・入院日数などから読み取れるもの
　　診療日数、平均在院日数、病床利用率、解剖件数、分娩・帝王切開件数など
　④ 疾病から読み取れるもの
　　疾病統計、DPC疾病統計、死亡件数、悪性腫瘍統計、がん登録患者数、特殊疾病一覧など
　⑤ 月次・年次の比較から読み取れるもの
　　患者数の推移、収入・請求額の推移、曜日別患者数・医師別患者数の動向など
　もちろんこの他にもいろいろあります。1人の患者をどういう角度からとらえていくかによって、さまざまな医事統計ができていくのではないかと思います。

10　どう作るか

　医事統計をどう作るか。作っても病院管理者に活用してもらえなければ無意味です。少なくとも病院管理者が望むもの、これだけは作成のポイントとして最低限留意すべきです。そのためには作成を依頼した病院管理者、その多くは事務管理者でしょうが、求められている統計の目的について、事務管理者とよく話し合うことが必要ではないかと思います。その後、その統計に適した形（＝フォーム）を決めます。つまり、管理者が望むものを、望む形で作る工夫をするということです。以下、作成するにあたって気をつけなければならないことについて述べてみましょう。

　① 　数字を目に見える形にする

　医事課の業務はコンピューターによる入力を実施している医療機関がほとんどでしょう。当然統計が可能なプログラムを組み入れていることでしょう。エクセルを駆使して多くの統計作業を行っていると思われます。

　いずれにしても、数字を目に見える形で表すことが必要です。一覧にしたり、棒グラフにしたり円グラフに加工しながら視覚化することを目指します。一覧にすることで見えてくる数字の背景にある傾向を浮き上がらせることができれば成功でしょう。縦軸と横軸の関係をはっきりさせ、形にすることができるだけでも見えてくるものがあるはずです。

　② 　一覧の表にする（＝基準を決める）

　一見何のつながりもないような数字でも、ある基準に従って並べてみると見えてくることがあります。たとえば、毎日の外来患者数でも曜日別にグループに分けてみると、どの曜日に患者が集中して

いるかが分かります。同じように、医師別に分けてみても、どの診療科の医師に患者が集中して受診しているかが分かります。このように、無秩序に見える数字でも、ある基準を設定することで、数字が生き生きと何かを語ってくれることがあります。作成するには、こうした基準を設定する必要があります。設定する基準によって何を知りたいのか、その基準によってどうなるのか、少なくとも一覧の表にしてみると何かが見えてくるのではないでしょうか。基準を決めて、一覧の表にしてみることをおすすめします。基準項目をいろいろ設定してみて、それにふさわしい一覧表を作ってみましょう。

③　平均を出してみる

　平均にも、統計学上いろいろな平均がありますが、ここでいう平均というのは、単純に総合計を総件数で割るといった場合の単純平均を考えるだけでいいと思います。とにかく1件当たりとか、1日当たりとか、基本となる数字を算出してみると、案外身近な数字になるのではないでしょうか。ちなみに統計学上の平均には、単純平均、幾何平均、加重平均、調和平均などがあります。関心のある方はお調べください。

④　グラフにしてみる

　一覧表にし、平均を出した後で、それらをグラフにしたらどうなるか考えたらどうでしょう。数字だけだと分かりにくい推移などをグラフ化、図形化することで分かりやすくなることがあります。おおよその傾向を見るときに、グラフで表してみることは大変効果的です。現在では、表計算ソフトもたくさん売り出されているので、こうしたグラフ化は容易にできるのではないでしょうか。

　統計資料として提出するときに、数字の桁が大きくつかまえにくい場合には、統計数字といっしょにグラフ化したものを添付すると、病院管理者に喜ばれると考えます。とにかく、自分が見て分かりや

すいもの。これが大事です。そのために、グラフ化を考えるといいのではないでしょうか。

⑤ 推移をみてみる

統計はその月のものだけを見るのではあまり意味がありません。前月と比べてどうなのか、前年の同期と比較してどうなのか、また年間を通してどういう変化が見られるのかなど、移り変わりや傾向などを読み取るのでなければ本当に活用したとはいえないでしょう。経営戦略として活用できる統計であるためには、その数字から因果関係（＝原因・結果）も多少読み取れるものでなければならないのではないでしょうか。推移を見ることは、つまりは変化を追いかけて見ることだと思います。その変化の中に、大事な経営課題を見出すことができた時、はじめて経営指標としての役割を果たせることができるのだといえましょう。

⑥ 比較してみる

比較してみることも、推移を見てみることとそんなに違いはないかもしれませんが、2つの要素を対立させてみたときに、初めて比較という見方が成り立ちます。そして、その2つの要素は同じ条件のもとで比較することで、比較が成り立つといえます。条件の異なる数字を比べてみることは、統計上そんなに意味のあることだとはいえないでしょう。多くの場合、時間的な変化を見るために、年単位、半期単位、四半期単位、月単位などの時間の順序に従って並べるときなどに比較してみるわけですが、これを時系列による分析として活用することもよくあります。比較してどうなのか、多くの病院では当然のこととして実施していることでしょう。欲をいえば、さらに傾向を分析したり、その原因・結果に言及したり、経営課題に対する提案をしたりと、医事統計の活用次第で経営に寄与する影響が大きいことはいうまでもありません。

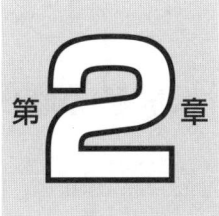

こんな統計、あんな統計

具体的事例あれこれ

これから医事統計について、いくつかの病院の事例を具体的に見ていくことにしましょう。
　医事統計と一言でいってもいろいろな書式があり、病院ごとに異なると思われます。「付章　統計表様式集」の表1、表2、表3-1、3-2に示す統計資料類も病院によってさまざまなものが作成されていることがお分かりになると思います。

1　患者数統計に関する事例

患者数統計に関する、いくつかの事例を見てみましょう。

(1)　曜日別患者数

　表4と表5は曜日別の外来患者数の1日平均と合計の統計表です。土曜日、日曜日がありませんから、土日が休診の病院でしょう。この2つの表では曜日別に外来患者の診療科ごとの推移と比較ができるようになっています。外来患者の動向をさぐろうとしたものでしょう。あるいは、医師の人気度（？）を把握しようとしたのかもしれません。いずれにしても、この2つの表から曜日ごとの外来患者のばらつきを知ることができます。
　その他、外来・入院を含む月報（表6）、外来患者数月計表（表7）、入院患者数月計表（表8）などはルーチンの統計としてどの病院でも作成しているものと思います。逆にいえば、こうした統計類がなければ患者数の推移や比較ができないわけで、経営方針も立てられないことになるわけです。どんな様式・書式にするか、自院の診療科目、病床規模に合わせて工夫することが必要でしょう。
　また、おもしろい統計として来院時間帯別の外来患者数統計（表9）があります。救急患者の来院時間帯を把握したり、医師や看護

師等の効率的な配置を管理するためにも、傾向を知り、対策を立てるのに必要なものでしょう。夜間、休日等も診療を行っている医療機関にとっては必須の統計ではないでしょうか。

(2) 医師別患者数

最近ではあたり前になってきていますが、医師別患者数の把握については、10数年前はタブーとされた一面もあり、なかなか統計として作成されなかったことも多かったのです。医師の抵抗が大きく、モチベーションを下げることにもなり、統計が表面化することは少なかったのです。表10−1、2に示す医師別患者数統計は医師の人気度や人事考課などに活用されることもあり、医師がそれを嫌ったということだったのではないでしょうか。しかし時代は移り、今では病院の人事管理・診療管理等に必要なデータとなっています。ごく普通に作成している病院が増えていると思われます。もちろん、医師の人気度だけではなく、診療科の特性による違いも見られることは言うまでもありません。

(3) 病棟別・診療科別患者数

表11に示すのが病棟別患者数統計です。それをさらに診療科別の入院患者数統計としたのが表12の様式です。表13の「1.」「2.」も病棟別、診療科別の患者数統計です。「3.」は外来患者数の診療科別統計です。これらの診療科別統計は、その診療科に携わる医師別の形を変えた統計であるということもできます。

(4) 年齢別患者数

表14は外来と入院の年齢別患者数の統計です。年齢区分を10歳きざみにしていますが、高齢者を65歳から、後期高齢者を75歳から

と位置づけている現在では75歳から以上の区分も必要かもしれません。おそらく、この表では高齢者の構成比率を把握するために作成していると思われます。自院の高齢患者の構成比率を把握するためにも必要な統計ではないかと思います。超高齢社会といわれる今日、自院の高齢患者割合を把握しないで経営課題に対応できるとは考えられません。もちろん、少子化社会でもありますから、小児科の範囲である15歳までの傾向も把握しておく必要があるといえます。表14の統計には年齢別来院者・入院者の傾向を把握する意味がある統計といえましょう。

(5) 新外来患者数

表15は外来の新患者数を把握しています。この場合、初診料算定患者を新患者というとらえ方で集計しています。医療機関によっては、文字どおり初めて来院した患者を新患者として初診料算定患者と別にして集計しているところもありますし、表15のように新患者を初診料算定患者として集計するところもあるようです。どちらを採用するかは病院管理者の考え方によると思います。

通常、延患者数というときには1人の患者が複数科を受診した場合でも各科ごとに1人と数えますから、2科受診したとしたら2人の延患者数ということになります。ただ、2科とも初診料の算定対象の場合、総合病院では初診は主たる診療科でしか算定できないので、2科受診していても1人の新患者とするか、各科で初診料算定可能な患者と仮定して2人とするか、議論の分かれるところだと思います。実際には、再来患者で複数科受診する患者についても、再診料は1回しか算定できないわけですが、患者数としては複数科ごとに数えているところが多いようです。どちらがいいかということではなく、自院で基準をどう統一するかということだと思います。

(6) 保険（管掌）別患者数

表16は保険（管掌）別の利用状況に関する統計です。日本の医療保険制度は一元化されているわけではありませんので、こうした保険種別の統計が必要とされるのでしょう。ただ、現在はパソコンによる集計が可能ですから、保険別の項目を自院が望むように調整してもいいのではないかと思われます。後期高齢者分や労災保険や自動車事故保険、公害、先進医療などを含んでもいいのではないかと思います。

(7) 地域別患者数

この10数年間の変化の中で、もっとも必要とされるようになった統計として、診療圏情報といわれる地域別患者数に関する統計があります。表17－1は、地域を大きく分類した地域別患者数統計、表17－2は、その地域を地区別に分類してみた患者数統計です。これらはパソコンによる患者（住所）登録から比較的容易に数値化できるものではないかと思われます。それらをグラフ化したのが、棒グラフや円グラフです。表17－1、2は、病院が患者から選択される時代になったということを示している統計資料であるといえましょう。つまり、患者がどこから来ているのかという市場調査を示すものとも言えます。自院の営業地域がどれくらいの範囲なのか、診療圏を把握するのに恰好の統計です。この診療圏を把握することで、経営戦略に生かすことができます。たとえば、来院患者の多いところに重点的に広告を出すことができます。駅などの看板広告をどこまでにしたらいいか確定することができ、無駄な広告費用を抑えることも不可能ではありません。そのため、最近では地域連携を表わす統計として、地域別救急患者数とか開業医の地域別紹介件数

なども営業区域内における必須統計として作成しているところが増えているようです。地域連携に関する統計については後述します。

2　診療費用に関する統計

　診療費用に関する統計類は、それぞれの病院の設立主体、経営状況、病院の規模、診療科目数、地域における位置づけ、役割等によって把握しようとする内容が違うという特色があります。たとえば、精神科病院には、入院日数が1年から20年にわたる患者がごく普通にいますから、7対1病院のように、平均在院日数を14日以内に短縮することを目標に掲げたりすることは違和感があります。また、医療行為も検査、点滴注射などは頻繁ではないため、診療行為別の集計は入院基本料や投薬料に集中する傾向があると言われています。こうした自院の傾向的な特色を知るために、また収入の実態を知るために診療費用に関する統計は必須の統計として作成していると思われます。なぜなら、経営管理の指標となるべき数字だからです。ここでは、さまざまな形式の統計を見ていきましょう。

(1)　診療報酬科別・診療行為別請求額

　表18は、縦軸に診療行為区分を、横軸に診療科を設け、それぞれの請求額を把握しようとしたものです。表19は、表18を入院、外来、合計としてまとめて総括した統計です。表19の様式を縦軸に診療科を、横軸に入院、外来、合計としてまとめたものが表20です。自院の診療科目数に応じて様式を作成すればいいのではないでしょうか。

　科別、行為別に集計する意味は何でしょうか。それは、自院の診療傾向、医療収入全体における各診療行為等の割合がよく分かると

いうことでしょう。すなわち、自院の特性を表わす数字としての一面を持っているということだといえます。

(2) 保険（管掌）別請求額

診療行為を保険別に集計してみると、表21、表22、表23のような書式になります。医療保険だけでなく、公費、公害、公務災害、労災、自賠、自費診療までを稼働額実績としてまとめています。支払基金、国保連合会からの振り込み明細は医療保険制度別になっていますから、保険別による統計は、入金の状況をチェックするのに便利です。保険別稼働額もしくは請求実績は多くがこうした書式になっているのではないかと思われます。

(3) 病棟別稼働額に関する統計

病棟別に何を知りたいのか、診療行為項目別にまとめた書式が表24と表25です。病棟別に集計する理由は何でしょうか。病棟別ということは看護単位別ということでもあります。病床規模の大きい病院では各病棟が診療科ごとの看護単位に設定されることも多いようです。そうしないと看護管理が難しいという事情があるからでしょう。そうすると、病棟別に集計する理由も形を変えた診療科ごとの統計であるといえます。反面、看護単位ごとの集計であるともいえます。ただ、必ずしも診療科ごとの看護単位になっている場合だけとは限りませんし、各科が混合している病棟の場合もありますから、こうした場合は診療科ごとの集計は難しいといえるでしょう。このような病棟別の統計は、稼働額、請求額そのものよりも、収入確保に要した諸費用の分析をする場合に、つまり、病棟ごとの収益と費用の関連をみる場合に使われることが多いように思われます。

(4) １人１日当たりの診療費用統計

表26は外来の１人１日当たりの収入を、表27は入院の収入を表わしている統計です。表28①は外来患者１人１日当たりの患者数と収入の表です。表28②は外来と入院の１人１日当たりの収入の経過を見ています。

医業収入＝診療単価×患者数ですから、経営管理上もっとも基本となる計算式といえます。

こうしてみると、経営の実績は患者数統計と診療費用統計から把握することが自然であるということが理解できるのではないでしょうか。

(5) 診療日報・月報

表29－１は患者数日報の一例です。表29－２は窓口における収入をまとめた１日の計算書の日報書式です。病院の規模に応じたものを工夫して作成していけばいいと思います。

表30の診療月報は大規模病院で、クリニック併設病院の統計ですが、外来では診療科別に収入、患者数、１日患者数、患者単価の数字を出しています。月報ごとに１年を通じた年報としても使えるように作られています。表31に示す、入院患者１人１日平均の診療報酬請求額を診療科ごとに前年度同期との比較をみている統計も参考になると思います。

(6) 診療情報に関する統計

表32は患者の診療に関するデータをまとめた年報です。退院患者の平均年齢、平均在院日数、死亡者数そして病棟別退院患者をグラフにして比較した統計です。表33のように、診療科別の病棟ご

とに平均在院日数を比較しようとした統計もあります。このほか解剖率とか在宅への退院率などを表わすものも考えられます。今後、診療情報に関するさまざまな統計が求められるのではないでしょうか。

(7) その他の統計類

ちょっとおもしろい統計を示します。表34の医事課月報として「減免」を表したものです。主に職員の福利厚生面から、一部負担金とか室料差額を返金することがあります。また、室料差額については支払えない患者や病院の都合によって支払わなくてもよい場合もあり、そういった金額を把握しておく必要があります。減額免除金額をまとめておくのもそういった理由からです。

表35と表36は外来の投薬に関する集計表です。医薬分業を実施している医療機関にとって必須のものではないでしょうか。全面院外処方に至っていない場合などには表35のような院外処方数と院内処方枚数との比率を把握することが必要ですから、こうした投薬状況を作成することが求められると考えられます。それらをグラフ化したものが、表37の棒グラフによる資料です。

たとえば、薬剤管理指導料についても、月に4回算定できるとすれば、算定できない割合はどれくらいかを表す統計などを作ることができるのではないでしょうか。このように、自院の経営状況に応じて必要とされるものを一覧の書式にしてまとめる工夫をしていくことが求められているのではないでしょうか。

表38は患者目標値達成率を示した統計ですが、医事課で作成する統計としては比較的新しいのではないかと思われます。こういう経営に直結する数字は今後ますます求められるのではないでしょうか。

3 地域連携に関する統計

　地域における連携が医療機関の大きな課題となったのは10年ほど前のことです。医療費の抑制が続き、医療機関の機能分化が求められるようになってきてからです。急性期医療と慢性期医療を担う医療機関の地域におけるすみ分けが次第に経営課題になってきました。
　筆者も手探りで地域連携室を立ち上げた経験があります。そのとき考えたのは、他の医療機関との連携を示す資料にはどんなものがあるのだろうか、ということでした。その頃から試行錯誤を経て作成したものを紹介します。

　表39　紹介患者（外来・入院）表
　表40　年齢別紹介患者一覧表
　表41　疾病別紹介患者一覧表
　表42　紹介患者地域別表
　表43　紹介患者施設別表
　表44　紹介患者診療科別表

　表39から44までは紹介患者に関する統計書式です。自院で把握しておきたい数字に応じた統計を作成すればいいと思います。表43の紹介患者施設別表は、お中元、お歳暮の時期に紹介患者の多かった施設へあいさつに訪問する際に使用しました。実際には具体的な施設名の内訳も作っており、病院管理者に提出しました。
　これらの紹介患者を年齢別、地域別、施設別、診療科別等の項目ごとに把握することで紹介患者圏というか、ポジショニングが把握できるのではないでしょうか。その他、紹介患者が入院したのか、その後の経過はどうなったのかなどに関する統計も作成しておくと、紹介患者に対する返事の記載もれも防げるのではないかと思い

ます。
　また、救急患者に関する統計書式を紹介します。
　表45　救急搬送患者統計資料
　表46　年度別救急車搬送患者数
　これらは救急患者に対する統計です。月別に、また年度別に比較できるように作成してあります。
　地域連携はこれからの病院経営を左右するほど重要な部署ですから、これだけの例示ではすまないくらい、多くの統計書式が考えられます。自院が知りたい地域連携資料を大いに工夫し、作成することが求められているといえましょう。

4　DPC対象病院に関する統計

　DPCによる請求方式が実施されたのは平成14年度からでした。当初は国立の大学病院から試行のスタートでした。DPC（Diagnosis Procedure Combinationの略）は、診断群分類を利用した医療費の支払い方式で病気別に1日の単価が決められる仕組みです。
　投薬料や検査料などは包括医療ですから実施すればするほど持ち出しになります。そのため、効率的な治療と結果が求められることになります。**表47**はDPC対象患者の平均在院日数を疾病コード（DPCコード）ごとに一覧にして比較したものです。疾病コードとは、世界疾病統計によって病名ごとに分類されたコードで、25,000以上の疾病がコード化されているものです。同じ治療を行って得られる治療効果が患者ごとにどう違うのか、また医療機関ごとに入院日数にどう影響しているのか等を知ることがDPC対象病院では必要になってきます。
　表48はDPCは包括点数ですから、治療に使用した経費がすべて

保険請求できるわけではありません。そのため、出来高で請求した場合との治療費経費の比較が必要になってきます。1日あたりの疾病ごとの単価が基本ですから出来高で請求した場合と実請求額との差額を把握する必要が経営上どうしても避けられません。表48は、そうしたDPC対象病院が工夫して作成している統計資料の一つです。これからは、急性期病院はDPC病院として手を挙げることが多くなると考えられますので、こうした統計類が増えてくるものと思われます。

第3章

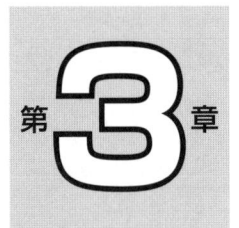

医事統計の応用

医事統計の具体的な事例を見てきました。いろいろな書式があり、病院ごとに工夫されていることがお分かりになったと思います。設立主体や経営形態が違うわけですから、いろいろな書式があるのも当然でしょう。しかし、たくさんの事例から医事統計がどんなものかは分かっていただけたのではないでしょうか。
　この章では、医事統計をさらにどのように使ったらいいか、またどんなふうに応用できるのか、経営上どんな意味があるのかなどについて、考えてみましょう。

1　グラフ化のすすめ

①　傾向が見える化

　統計を作成する際に大切なことは、目で見て分かりやすいことです。つまり、「縦軸と横軸の関係を決め一覧にする」「棒グラフや折れ線グラフ、円グラフなどにする」と、目で見て分かりやすいものになるため、可視化する、見えるようにすることが求められているということです。
　特に大きい数字をまとめる時は、グラフにしてみることをお勧めします。なぜなら、グラフにすると、数字の大小にかかわらず、その統計から傾向、動き、比較がよく読みとれるようになるからです。とらえにくい前後の関係、比率などがグラフ化することによって、よく分かるようになります。

②　動きの見える化・比較を見える化

　統計事例の中にもありましたが、前年同期とか前年度比較、前月との比較を組み入れている統計がありました。それらは比較してどうなのか、つまり増えたのか減ったのかを見ているわけです。それらを時系列に並べてみてどんなことが分かるかをみたい場合に、よ

く折れ線グラフを使います。特に年度ごとに比較したいとき、また各年度ごとの動きをつかみたいときには折れ線グラフが便利です。

　いずれにしても、数字を並べただけではよく見えない推移や比較をグラフ化することによって、推移を見えるようにするわけです。数字と一緒にグラフを添えることで、統計が一段とクリアなものになるといえるでしょう。このように「動きの見える化」「比較を見える化」するための工夫が大切です。

2　分析のすすめ

　作成した統計資料を病院管理者のもとへ提出したら、それでもう仕事は終わりでしょうか。せっかく作った統計です。大きな変化はないか、自分なりに気がついたことはないかなどについて、作成者としてのコメントを添えたらいかがでしょう。自分なりに原因・結果について分析するクセをつけておくと、より深い統計の読みができるのではないでしょうか。どんなトンチンカンな分析でも経営判断をするのは病院管理者ですから、臆することなく、意見は意見として述べるべきと考えます。そして、その分析やコメントに対する事務長などの反応を率直に聞いてみるべきでしょう。そうしたやりとりの中で、事務長が統計に何を求めているのか、自院の経営課題は何なのか、問題意識が培われていくのではないかと考えます。

3　分析から提案へ

　自分の立場から見えることについてはどんどん分析してみる、さらにそこから統計に示されている経営の現状について提案してみたらどうかと述べました。院内全体の実情はどうであれ、自分の立場

ではこうしたらよいとか、こう改善したらどうか、思いきって提案してみてはいかがでしょうか。

　受け入れてもらえなくて、もともとです。とにかく一所懸命統計を作成し、検討を加え、分析を行い、それをもとに提案までしようとする姿勢は伝わるのではないでしょうか。もし、「余計なことはしなくてよろしい」と言われたら、言われただけの統計資料を提出すればいいではありませんか。部下の経営への参画意識を育てようとしない事務長などには、何を言ったところで無駄というものでしょう。部下の提案を聞いてみるだけの度量もないようであれば、ひそかに爪でも磨いていればいいではありませんか。そのかわり、提案するからには提出した資料について全責任を負うくらいの心構えでなければなりません。何しろ事務長は経営に責任を負っているのですから、いいかげんな気持ちで提案をすることは避けなければなりません。提案を聞いてもらうためには、真剣勝負の心構えが必要だと筆者は思っています。

4　予測とシミュレーション

　シミュレーションとは何でしょうか。いろいろなデータをもとに事態の変化・進展を分析、予測する方法のことを言いますが、医事職員がよく体験するのは、診療報酬改定時の、いわゆる増収・減収試算をする時の予測ではないでしょうか。ここまでできれば、医事統計としても経営指標そのものといえるでしょう。点数改定時には必ずといってよいほど医事課の仕事として悩ませるものの一つですが、収入試算、その予測は大きな影響を病院経営に与えるという意味でも、極めて大事な診療費用統計です。

第3章　医事統計の応用

5　年報、事業報告書にしよう

　医事統計を作成する際には、年報にするかどうか事務長と相談します。年報にするということは、事業報告書を意味しますから、医事課で勝手に決めることはできません。もちろん医事課だけで年報として保管している統計類もありますが、それらはあくまでも病院管理者の指示によるわけです。

　年報にするということは、逆にいえばルーチンの統計としての作業を意味しますから、月報としての体裁を整えなければなりません。これまで示した月報類は、毎月の医事課の仕事として規定されていることになります。このように事業報告として数値化しなければならないものを医事課から提案していくことも大事な仕事です。必ずしも病院管理者から指示があるものだけとは限らず、医事課から提起した統計月報も多いと思われます。もっとも最終的には各科（課）の責任者と病院管理者によって決定されるのが普通ではありますが……。

6　経営管理指標として

　病院経営健全化対策の一環として「病院経営指標（医療法人病院の決算分析）を公表したのは平成8年5月10日でした。厚生労働省健康政策局は、その中で機能性、収益性、生産性、安定性といった経営指標を示しています。医事統計は機能性を表わす数字として位置付けられています。表49にあるように一般病院に関する集計結果について、病床規模別に赤字病院と黒字病院の数字が経営指標項目ごとに示されています。たとえば、病床利用率を見てみると、黒

39

字は83.6％、赤字は75.8％と7.8ポイントの差があります。平均在院日数では、黒字病院は赤字病院より6.6日短くなっています。つまり、病床利用率の向上、平均在院日数の短縮が病院運営のポイントになるのです。

これまで見てきた医事統計でも、病床利用率、平均在院日数はルーチンとして集計している病院がほとんどでした。経営の指標となる数字として認識しているからでしょう。いずれにしても、経営指標としての医事統計をめざすことが、作成する医事課には求められているのではないでしょうか。

7　会計・経理との連携を

診療費用は請求したとおりに入金されるとは限りません。予想もしない返戻・査定などがあり、なかなか入金チェックまではできないのが医事課の現状ではないでしょうか。毎月レセプト請求が終わると、2カ月後の入金予定金額に対して未収金計上という、いわゆる売上の計上作業を行いますが、請求どおりに入金になったかどうか、会計・経理の担当者と照合する必要があります。

たとえば、請求した金額に対して500万円入金が少なかった場合、経理担当者がその原因を把握することは困難だと思われます。おそらく、返戻もしくは査定であろうと考えられても、その詳細は医事課でなければ、把握が難しいのではないでしょうか。会計・経理の担当者とすれば、入金される予定で支出計画を立てていたのに、資金繰りに困ってしまうわけです。最悪の場合、借り入れをしなければならなくなります。こうして会計・経理と一緒になって医事課が作成した数字を確認していかなければ、ただ作りっぱなしの統計に過ぎません。このように会計・経理と連携して確認・照合の作業を

行うことによって、はじめて統計が生きてくるといえないでしょうか。会計・経理担当者と連携する理由もそこにあります。

第4章

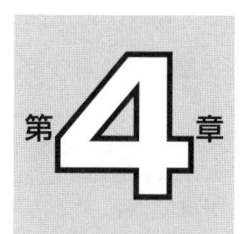

医事統計の今日的意味と今後

1　情報の共有をめざす

　現代は情報が氾濫しています。医療の世界でも、これまであまり外部に知られることがなかった情報がどんどん公開されています。レセプト開示、カルテ開示、診療内容の明細項目、病名告知など、個人情報に匹敵するものなどが患者側の求めによって共有されることも少なくありません。

　インフォームド・コンセントの広がり等によって医師と患者が情報を共有するという流れが決定的になっています。

　一方、医療機関の中では自院のことを知らない職員もたくさんいます。たとえば、自院の平均在院日数は？　1日平均入院患者数は？　と聞いても、統計作業にかかわっていない職員や管理者業務に携わっていない職員などはまるで知らないことも多いのが病院の特色だといえます。一部の各課の責任者を除いては経営方針・目標さえ周知できていません。周知のため管理者が何もしていないのではなく、知る必要を感じていないからなのでしょう。それだけ経営が職員の問題意識になっていないのではないでしょうか。病院全体として情報が共有されなければならない理由もここにあります。

　先に、病院情報は年報にしようと述べました。職員の誰もが経営の状況について知りたければいつでも知ることができる体制、これこそが今求められている情報の共有なのです。

2　医事統計は経営戦略として使う

　自院の経営状況を数値化したもの、そのうち特に収入に関するもの、経営管理指標の機能性を表わすものが医事統計であると再三申

し上げました。そのことから、ここでは医事統計を経営戦略に利用してもらうことを提案したいと考えます。

　病院の機能性を示す医事統計によって、自院の現状をリアルに、そしてタイムリーに数値化する訓練が、いま医事課に求められているのではないでしょうか。

　経営戦略に使えない医事統計は単なる医事課の自己満足に過ぎないのではないでしょうか。経営戦略として使ってもらうためには事務長とのコミュニケーションを欠かすことができません。経営課題について日頃からディスカッションできる関係を保つ努力をすべきではないでしょうか。医事統計が院内でインパクトを持つためには事務長との共同作業が不可欠です。事務長に医事課の業務を理解してもらうこと、医事統計が経営戦略の有効な手段であることを分かってもらうこと、そのためにも事務長と医事課との関係がいつも風通しのよいものにしておく努力が必要でしょう。

3　事務部のスタッフとして

　医事課の本来業務は、診療行為を現金化する業務のため、収入に関するあらゆる問題に精通する努力が必要です。そして、あらゆる問題は現場に落ちているものです。現場からの視点を忘れた問題認識は、根本的な解決にならないというのが筆者の持論です。

　現場で何が問題なのか、どうすれば解決可能なのか、問題提起をするくらいに現場に精通する努力を惜しんではなりません。事務部のスタッフとして、いや、事務長のスタッフとしての認識を持ち、仕事をしていく心構えが必要です。

第5章

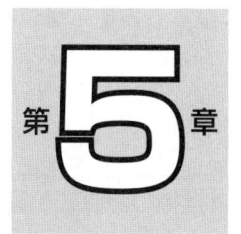

おわりに

医事現場で、もしくは専門学校で医療事務を学ぶ学生のために、これだけは知っていてほしいと、あれこれ悩みながら作成した経験をもとに医事統計に関するものを書きました。学問的な書物ではありませんし、医事課で実際作成している方でなければ理解していただけないような代物です。ある意味で、初心者向けというか、基本に帰ってみる際に参考になるものをと思い書き連ねてみました。参考になれば幸いです。

＊主な計算式について

　ここでいくつかの統計指標の計算式を載せておきましょう。いろいろな考え方があり、一様の計算式だけではないのですが、日本で使われている標準のものをあげておきます。

(1) １日平均外来患者数 ＝ $\dfrac{外来患者延数}{診療実日数}$

(2) 新患率 ＝ $\dfrac{新患者数}{外来患者延数} \times 100$　（初診患者率とは異なる点に注意！）

(3) 入院対外来比 ＝ $\dfrac{外来患者延数}{入院患者延数}$

(4) １日平均入院患者数 ＝ $\dfrac{入院（在院）患者延数}{日　　数}$

(5) 平均在院日数 ＝ $\dfrac{入院患者延数}{1/2（入院患者数＋退院患者数）}$

(6) 病床利用率 ＝ $\dfrac{入院患者延数}{実働病床数 \times 365} \times 100$

(6)は、下記のように１日平均で表すこともある。

$$\frac{1日平均入院患者数}{実働病床数} \times 100$$

(7) 病床回転率　いくつかの考え方があるが、その主なものを2つ。

① $\dfrac{年間退院患者数}{実働病床数} \times 100$　② $\dfrac{暦日(365日)}{平均在院日数} \times 100$

(8) 査定率 ＝ $\dfrac{\binom{審査機関による}{査定点数} + \binom{保険者による}{過誤査定点数}}{当月総請求点数} \times 100$

＊ただし、現実には、

$$\frac{全査定点数}{当月総請求点数} \times 100$$

が一般的のようである。

(9) 返戻率 ＝ $\dfrac{当月提出分＋過誤返戻分}{当月総提出レセプト枚数} \times 100$

＊ただし、現実には、

$$\frac{返戻レセプト全枚数}{当月総提出レセプト枚数} \times 100$$

が一般的のようである。

付章

統計表様式集

表1　統計資料月報（本文24ページ参照）

（A病院）

No	帳表名
1	項目別・科別診療稼働額（入院・外来・合計）
2	基本診療内訳表（入院・外来）
3	差額ベッド利用状況月報
4	入退院患者数月報（各科別・病棟別）
5	外来患者数月報
6	性別・年齢別・患者数月報（入院・外来）
7	薬剤使用量月報
8	パレート分析表
9	調剤業務状況表
10	投薬件数月報
11	検査件数月報
12	臨床検査状況表
13	自費検査件数月報
14	放射線科取扱状況
15	X線件数月報
16	放射線科業務内訳表（部位別・方法別）
17	フィルム使用量月報
18	手術件数月報（1）保険点数別（2）手術内容別
19	人工腎臓患者行為内訳表
20	注射件数月報
21	処置件数月報
22	材料使用量月報
23	その他件数月報（リハビリ関係他）
24	自費件数月報
25	入院関係件数月報
26	患者件数延日数月報（入院・外来）
27	地域別・科別患者数月報（入院・外来）
28	結核病棟　患者行為内訳表
29	入院料区分別患者延数

付　章　統計表様式集

表2　統計資料（本文24ページ参照）
（B病院）

診療報酬請求額
患者数
・入院患者延数
・科別入院患者数
・外来患者延数
・新外来患者数
・新外来患者率と通院回数
・一人平均通院日数
・管掌別患者延数
・管掌別患者利用状況
院外処方箋発行数
診療行為別比較表
・入院
・外来
・合計
診療行為別点数
・入院
・外来
・合計
レセプト件数（入院）
レセプト件数（外来）
レセプト件数（合計）
返戻・査定・過誤件数
診療報酬請求査定額（入院）
（外来）
（合計）

表3-1 統計資料（患者数に関する統計）（本文24ページ参照）
（C病院）

番号	資料名	周期	出力区分
1	科別患者数	日報、月報、年報	入院、外来
2	科別・地域別患者数	日報、月報	入院、外来
3	科別・性・年齢別患者数	日報、月報	入院、外来
4	科別・特定傷病別患者数	日報、月報	入院、外来
5	科別・医師別患者数	日報、月報	入院、外来
6	科別・負担区分別患者数	日報、月報	入院、外来
7	科別・病室区分別患者数	日報、月報	入院
8	科別・病棟別患者数	日報、月報	入院
9	科別・在院日数別患者数	日報、月報	入院
10	科別・＊＊別患者数	日報、月報	入院、外来
11	地域別患者数	日報、月報	入院、外来
12	地域別・科別患者数	日報、月報	入院、外来
13	地域別・性・年齢別患者数	日報、月報	入院、外来
14	地域別・特定傷病別患者数	日報、月報	入院、外来
15	地域別・医師別患者数	日報、月報	入院、外来
16	地域別・負担区分別患者数	日報、月報	入院、外来
17	地域別・病室区分別患者数	日報、月報	入院
18	地域別・病棟別患者数	日報、月報	入院
19	地域別・在院日数別患者数	日報、月報	入院
20	地域別・＊＊別患者数	日報、月報	入院、外来
21	性・年齢別患者数	日報、月報	入院、外来
22	性・年齢別・科別患者数	日報、月報	入院、外来
23	性・年齢別・地域別患者数	日報、月報	入院、外来
24	性・年齢別・特定傷病別患者数	日報、月報	入院、外来
25	性・年齢別・医師別患者数	日報、月報	入院、外来
26	性・年齢別・負担区分別患者数	日報、月報	入院、外来
27	性・年齢別・病室区分別患者数	日報、月報	入院
28	性・年齢別・病棟別患者数	日報、月報	入院
29	性・年齢別・在院日数別患者数	日報、月報	入院
30	性・年齢別・＊＊別患者数	日報、月報	入院、外来
31	特定傷病別患者数	日報、月報	入院、外来
32	特定傷病別・科別患者数	日報、月報	入院、外来
33	特定傷病別・地域別患者数	日報、月報	入院、外来
34	特定傷病別・性・年齢別患者数	日報、月報	入院、外来
35	特定傷病別・医師別患者数	日報、月報	入院、外来
36	特定傷病別・負担区分別患者数	日報、月報	入院、外来
37	特定傷病別・病室区分別患者数	日報、月報	入院
38	特定傷病別・病棟別患者数	日報、月報	入院
39	特定傷病別・在院日数別患者数	日報、月報	入院
40	特定傷病別・＊＊別患者数	日報、月報	入院、外来

付　章　統計表様式集

番号	資　料　名	周　期	出力区分
41	医師別患者数	日報、月報	入院、外来
42	医師別・科別患者数	日報、月報	入院、外来
43	医師別・地域別患者数	日報、月報	入院、外来
44	医師別・性・年齢別患者数	日報、月報	入院、外来
45	医師別・特定傷病別患者数	日報、月報	入院、外来
46	医師別・負担区分別患者数	日報、月報	入院、外来
47	医師別・病室区分別患者数	日報、月報	入院
48	医師別・病棟別患者数	日報、月報	入院
49	医師別・在院日数別患者数	日報、月報	入院
50	医師別・＊＊別患者数	日報、月報	入院、外来
51	負担区分別患者数	日報、月報	入院、外来
52	負担区分別・科別患者数	日報、月報	入院、外来
53	負担区分別・地域別患者数	日報、月報	入院、外来
54	負担区分別・性・年齢別患者数	日報、月報	入院、外来
55	負担区分別・特定傷病別患者数	日報、月報	入院、外来
56	負担区分別・医師別患者数	日報、月報	入院、外来
57	負担区分別・病室区分別患者数	日報、月報	入院
58	負担区分別・病棟別患者数	日報、月報	入院
59	負担区分別・在院日数別患者数	日報、月報	入院
60	負担区分別・＊＊別患者数	日報、月報	入院、外来
61	病室区分別患者数	日報、月報、年報	入院
62	病室区分別・科別患者数	日報、月報	入院
63	病室区分別・地域別患者数	日報、月報	入院
64	病室区分別・性・年齢別患者数	日報、月報	入院
65	病室区分別・特定傷病別患者数	日報、月報	入院
66	病室区分別・医師別患者数	日報、月報	入院
67	病室区分別・負担区分別患者数	日報、月報	入院
68	病室区分別・病棟別患者数	日報、月報、年報	入院
69	病室区分別・在院日数別患者数	日報、月報	入院
70	病室区分別・＊＊別患者数	日報、月報	入院
71	病棟別患者数	日報、月報、年報	入院
72	病棟別・科別患者数	日報、月報	入院
73	病棟別・地域別患者数	日報、月報	入院
74	病棟別・性・年齢別患者数	日報、月報	入院
75	病棟別・特定傷病別患者数	日報、月報	入院
76	病棟別・医師別患者数	日報、月報	入院
77	病棟別・負担区分別患者数	日報、月報	入院
78	病棟別・病室区分別患者数	日報、月報、年報	入院
79	病棟別・在院日数別患者数	日報、月報	入院
80	病棟別・＊＊別患者数	日報、月報	入院

番号	資料名	周期	出力区分
81	在院日数別患者数	日報、月報	入院
82	在院日数別・科別患者数	日報、月報	入院
83	在院日数別・地域別患者数	日報、月報	入院
84	在院日数別・性・年齢別患者数	日報、月報	入院
85	在院日数別・特定傷病別患者数	日報、月報	入院
86	在院日数別・医師別患者数	日報、月報	入院
87	在院日数別・負担区分別患者数	日報、月報	入院
88	在院日数別・病棟別患者数	日報、月報	入院
89	在院日数別・病室区分別患者数	日報、月報	入院
90	在院日数別・＊＊別患者数	日報、月報	入院
91	＊＊別患者数	日報、月報	入院
92	＊＊別・科別患者数	日報、月報	入院、外来
93	＊＊別・地域別患者数	日報、月報	入院、外来
94	＊＊別・性・年齢別患者数	日報、月報	入院、外来
95	＊＊別・特定傷病別患者数	日報、月報	入院、外来
96	＊＊別・医師別患者数	日報、月報	入院、外来
97	＊＊別・負担区分別患者数	日報、月報	入院、外来
98	＊＊別・病室区分別患者数	日報、月報	入院
99	＊＊別・病棟別患者数	日報、月報	入院
100	＊＊別・在院日数別患者数	日報、月報	入院
101	年齢構成別入院患者数	月報、年報	
102	特別室料内訳表	月報	病室別
103	特別室料内訳表（実患者数）	月報	病室別
104	重症者室料内訳表	月報	病室別

付　章　統計表様式集

表3-2　統計資料（診療費に関する統計）(本文24ページ参照)

番号	資　料　名	周　期	出力区分
1	科別診療報酬	月報、年報	入院、外来
2	科別・地域別診療報酬	月報	入院、外来
3	科別・年齢別診療報酬	月報	入院、外来
4	科別・特定傷病別診療報酬	月報	入院、外来
5	科別・医師別診療報酬	月報	入院、外来
6	科別・負担区分別診療報酬	月報	入院、外来
7	科別・病室区分別診療報酬	月報、年報	入院
8	科別・病棟別診療報酬	月報、年報	入院
9	科別・在院日数別診療報酬	月報	入院
10	科別・＊＊別診療報酬	月報	入院、外来
11	地域別診療報酬	月報	入院、外来
12	地域別・科別診療報酬	月報	入院、外来
13	地域別・年齢別診療報酬	月報	入院、外来
14	地域別・特定傷病別診療報酬	月報	入院、外来
15	地域別・医師別診療報酬	月報	入院、外来
16	地域別・負担区分別診療報酬	月報	入院、外来
17	地域別・病室区分別診療報酬	月報	入院
18	地域別・病棟別診療報酬	月報	入院
19	地域別・在院日数別診療報酬	月報	入院
20	地域別・＊＊別診療報酬	月報	入院、外来
21	年齢別診療報酬	月報	入院、外来
22	年齢別・科別診療報酬	月報	入院、外来
23	年齢別・地域別診療報酬	月報	入院、外来
24	年齢別・特定傷病別診療報酬	月報	入院、外来
25	年齢別・医師別診療報酬	月報	入院、外来
26	年齢別・負担区分別診療報酬	月報	入院、外来
27	年齢別・病室区分別診療報酬	月報	入院
28	年齢別・病棟別診療報酬	月報	入院
29	年齢別・在院日数別診療報酬	月報	入院
30	年齢別・＊＊別診療報酬	月報	入院、外来
31	特定傷病別診療報酬	月報	入院、外来
32	特定傷病別・科別診療報酬	月報	入院、外来
33	特定傷病別・地域別診療報酬	月報	入院、外来
34	特定傷病別・年齢別診療報酬	月報	入院、外来
35	特定傷病別・医師別診療報酬	月報	入院、外来
36	特定傷病別・負担区分別診療報酬	月報	入院、外来
37	特定傷病別・病室区分別診療報酬	月報	入院
38	特定傷病別・病棟別診療報酬	月報	入院
39	特定傷病別・在院日数別診療報酬	月報	入院
40	特定傷病別・＊＊別診療報酬	月報	入院、外来

番号	資料名	周期	出力区分
41	医師別患者数	月報	入院、外来
42	医師別・科別診療報酬	月報	入院、外来
43	医師別・地域別診療報酬	月報	入院、外来
44	医師別・年齢別診療報酬	月報	入院、外来
45	医師別・特定傷病別診療報酬	月報	入院、外来
46	医師別・負担区分別診療報酬	月報	入院、外来
47	医師別・病室区分別診療報酬	月報	入院
48	医師別・病棟別診療報酬	月報	入院
49	医師別・在院日数別診療報酬	月報	入院
50	医師別・＊＊別診療報酬	月報	入院、外来
51	負担区分別診療報酬	月報	入院、外来
52	負担区分別・科別診療報酬	月報	入院、外来
53	負担区分別・地域別診療報酬	月報	入院、外来
54	負担区分別・年齢別診療報酬	月報	入院、外来
55	負担区分別・特定傷病別診療報酬	月報	入院、外来
56	負担区分別・医師別診療報酬	月報	入院、外来
57	負担区分別・病室区分別診療報酬	月報	入院
58	負担区分別・病棟別診療報酬	月報	入院
59	負担区分別・在院日数別診療報酬	月報	入院
60	負担区分別・＊＊別診療報酬	月報	入院、外来
61	病室区分別診療報酬	月報、年報	入院
62	病室区分別・科別診療報酬	月報、年報	入院
63	病室区分別・地域別診療報酬	月報	入院
64	病室区分別・年齢別診療報酬	月報	入院
65	病室区分別・特定傷病別診療報酬	月報	入院
66	病室区分別・医師別診療報酬	月報	入院
67	病室区分別・負担区分別診療報酬	月報	入院
68	病室区分別・病棟別診療報酬	月報、年報	入院
69	病室区分別・在院日数別診療報酬	月報	入院
70	病室区分別・＊＊別診療報酬	月報、年報	入院
71	病棟別診療報酬	月報、年報	入院
72	病棟別・科別診療報酬	月報、年報	入院
73	病棟別・地域別診療報酬	月報	入院
74	病棟別・年齢別診療報酬	月報	入院
75	病棟別・特定傷病別診療報酬	月報	入院
76	病棟別・医師別診療報酬	月報	入院
77	病棟別・負担区分別診療報酬	月報	入院
78	病棟別・病室区分別診療報酬	月報、年報	入院
79	病棟別・在院日数別診療報酬	月報	入院
80	病棟別・＊＊別診療報酬	月報	入院

付　章　統計表様式集

番号	資料名	周期	出力区分
81	在院日数別診療報酬	月報	入院
82	在院日数別・科別診療報酬	月報	入院
83	在院日数別・地域別診療報酬	月報	入院
84	在院日数別・年齢別診療報酬	月報	入院
85	在院日数別・特定傷病別診療報酬	月報	入院
86	在院日数別・医師別診療報酬	月報	入院
87	在院日数別・負担区分別診療報酬	月報	入院
88	在院日数別・病棟別診療報酬	月報	入院
89	在院日数別・病室区分別診療報酬	月報	入院
90	在院日数別・＊＊別診療報酬	月報	入院
91	＊＊別診療報酬	月報	入院、外来
92	＊＊別・科別診療報酬	月報	入院、外来
93	＊＊別・地域別診療報酬	月報	入院、外来
94	＊＊別・年齢別診療報酬	月報	入院、外来
95	＊＊別・特定傷病別診療報酬	月報	入院、外来
96	＊＊別・医師別診療報酬	月報	入院、外来
97	＊＊別・負担区分別診療報酬	月報	入院、外来
98	＊＊別・病室区分別診療報酬	月報	入院
99	＊＊別・病棟別診療報酬	月報	入院
100	＊＊別・在院日数別診療報酬	月報	入院
101	経営管理月報	月報、年報	入院、外来

表4 曜日別1日平均患者数 (本文24ページ参照)

平成　年　月

	内科	第一外科	第二外科	産婦人科	小児科	耳鼻科	眼科	整形外科	皮膚科	泌尿器科	放射科	脳外科	歯科	神経内科	麻酔科	精神科	外来総計	外来日数
月																		
火																		
水																		
木																		
金																		
合計																		

表5 曜日別患者数合計 (本文24ページ参照)

平成　年　月

	内科	第一外科	第二外科	産婦人科	小児科	耳鼻科	眼科	整形外科	皮膚科	泌尿器科	放射科	脳外科	歯科	神経内科	麻酔科	精神科	外来総計	外来日数
月																		
火																		
水																		
木																		
金																		
合計																		

付　章　統計表様式集

表6　患者数等月報（本文24ページ参照）

表7　外来患者数月計表（本文24ページ参照）

	内科	第一外科	第二外科	産婦人科	小児科	耳鼻科	眼科	整形外科
1								
2								
3								
4								
5								
6								
7								
8								
9								
10								
11								
12								
13								
14								
15								
16								
17								
18								
19								
20								
21								
22								
23								
24								
25								
26								
27								
28								
29								
30								
31								
合計								
平均								

診療実日数　　　　日

別	外	来							
皮膚科	泌尿器科	放射科	脳外科	歯科	神経内科	麻酔科	精神科	外来総計	

表8　入院患者数月計表（本文24ページ参照）

平成　年　月

新生児		病棟別入院								診		
		二階南	三階南	三階東	三階北	四階南	四階北	四階西	五階西	伝染病	内科	第一外科	第二外科
	1												
	2												
	3												
	4												
	5												
	6												
	7												
	8												
	9												
	10												
	11												
	12												
	13												
	14												
	15												
	16												
	17												
	18												
	19												
	20												
	21												
	22												
	23												
	24												
	25												
	26												
	27												
	28												
	29												
	30												
	31												
	合計												
	平均												

診療実日数　　　日

療科別外来													
産婦人科	小児科	耳鼻科	眼科	整形外科	皮膚科	泌尿器科	放射線科	脳外科	歯科	神経内科	麻酔科	精神科	伝染病	入院計

表9　時間帯別外来患者数（本文24ページ参照）

科　名	新　　　　来					再	
	時間内	時間外	休　日	深　夜	計	時間内	時間外
内　科							
透析科							
精神科							
小児科							
歯　科							
外　科							
胸外科							
整　形							
脳外科							
皮膚科							
泌尿科							
産　科							
耳鼻科							
眼　科							
放射線							
内科僻							
合　　計							

作成日　　年　月　日
　　　　年　月分

(単位：人)

		来		入院中他科			合	計		
休日	深夜	計	新来	再来	計	時間内	時間外	計	比率(%)	

表10−1　外来稼働額表・医師別 (本文25ページ参照)

【病院】
平成　年　月分

外来稼働額

医師名＼項目名	稼働日数	新患件数	再来件数	延外来件数	1日当り新患件数	1日当り再来件数	1日当り延外来件数	医師別実患者数	初診料	再診料	指導料在宅料	投薬		注射		処置		手
												技術料	薬	技術料	薬	技術料	薬・材料	技術料

付　章　統計表様式集

表・医師別

術		検査		画像		その他		自費1	自費2	自費3	自費4	自費5	自費6	自費7	自費8	自費9	合計	構成比(%)	1日当り単価	1件当り単価	1人当り単価
薬・材料	技術料	薬・材料	技術料	薬・材料	技術料	薬・材料	技術料														

69

表10−2　入院稼働額表・医師別 （本文25ページ参照）

【病院】
平成　年　月分

入院稼働額

医師名 \ 項目名		稼働日数	在院延日数	実患者数	患者1日当り件数	患者1人当り件数	初診料	指導料在宅料	投薬		注射		処置		手術		検査		画
									技術料	薬	技術料	薬	技術料	薬・材料	技術料	薬・材料	技術料	薬・材料	技術料
合計	件数																		
	金額																		
	件数																		
	金額																		
	件数																		
	金額																		
	件数																		
	金額																		
	件数																		
	金額																		
	件数																		
	金額																		
	件数																		
	金額																		
	件数																		
	金額																		
	件数																		
	金額																		
	件数																		
	金額																		
	件数																		
	金額																		
	件数																		
	金額																		
	件数																		
	金額																		
	件数																		
	金額																		
	件数																		
	金額																		
	件数																		
	金額																		
	件数																		
	金額																		

付　章　統計表様式集

表・医師別

像 薬・材料	その他 技術料	その他 薬・材料	入院料	食事療養費	入院料その他	室料差額	自費1	自費2	自費3	自費4	自費5	自費6	自費7	自費8	自費9	合計	構成比(%)	1日当り単価	1件当り単価	1人当り単価

表11　病棟別患者数月計表（本文25ページ参照）

平成　年　月

	二南（49）			三南（77）			三東（66）			三北（43）			四南（77）		
	入院	退院	患者数	入院	退院	患者数	入院	退院	患者数	入院	退院	患者数	入院	退院	患者数
1															
2															
3															
4															
5															
6															
7															
8															
9															
10															
11															
12															
13															
14															
15															
16															
17															
18															
19															
20															
21															
22															
23															
24															
25															
26															
27															
28															
29															
30															
31															
合計															
平均															

付　章　統計表様式集

診療実日数　　　日

四北 (70)			四西 (61)			五西 (50)			伝染病 (18)			合計 (511)		
入院	退院	患者数	入院	退院	患者数	入院	退院	患者数	入院	退院	患者数	入院	退院	患者数

表12 病棟別・診療科別入院患者数（本文25ページ参照）

平成　年　月

	内科			第一外科			第二外科			産婦人科			小
	入院	退院	患者数	入院	退院	患者数	入院	退院	患者数	入院	退院	患者数	入院
1													
2													
3													
4													
5													
6													
7													
8													
9													
10													
11													
12													
13													
14													
15													
16													
17													
18													
19													
20													
21													
22													
23													
24													
25													
26													
27													
28													
29													
30													
31													
合計													
平均													

付　章　統計表様式集

診療実日数　　　日

児科		耳鼻科		眼　科		整形外科		皮膚科	
退院	患者数	入院	退院	患者数	入院	退院	患者数	入院	退院 患者数

表12 （つづき）

平成　年　月

	泌尿器科			放射線科			脳外科			歯科			神経内科		
	入院	退院	患者数	入院	退院	患者数	入院	退院	患者数	入院	退院	患者数	入院	退院	患者数
1															
2															
3															
4															
5															
6															
7															
8															
9															
10															
11															
12															
13															
14															
15															
16															
17															
18															
19															
20															
21															
22															
23															
24															
25															
26															
27															
28															
29															
30															
31															
合計															
平均															

付　章　統計表様式集

診療実日数　　　日

麻酔科			一般計			精神科			伝染病			入院合計		
入院	退院	患者数	入院	退院	患者数	入院	退院	患者数	入院	退院	患者数	入院	退院	患者数

表13　病棟別・診療科別患者数集計表 (本文25ページ参照)

1. 入院患者数病棟別　　　　　　　　　　　　　　　診療実日数　　日

	延患者数			1日平均			対前年比	対前月比
	入　院	退　院	患者数	入　院	退　院	患者数		
二　　南								
三　　南								
三　　東								
三　　北								
四　　南								
四　　北								
四　　西								
五　　西								
伝 染 病								
入院合計								

2. 入院患者数科別

	延患者数			1日平均			対前年比	対前月比
	入　院	退　院	患者数	入　院	退　院	患者数		
内　　科								
第一外科								
第二外科								
産婦人科								
小 児 科								
耳 鼻 科								
眼　　科								
整形外科								
皮 膚 科								
泌尿器科								
放射線科								
脳 外 科								
歯　　科								
神経内科								
麻 酔 科								
精 神 科								
伝 染 病								
入院合計								

3. 外来患者数科別　　　　　　　　　　　　　　　　診療実日数　　日

	延患者数				1日平均				対前年比	対前月比
	新　患	再　来	その他	計	新　患	再　来	その他	計		
内　　科										
第一外科										
第二外科										
産婦人科										
小 児 科										
耳 鼻 科										
眼　　科										
整形外科										
皮 膚 科										
泌尿器科										
放射線科										
脳 外 科										
歯　　科										
神経内科										
麻 酔 科										
精 神 科										
外来合計										

付　章　統計表様式集

表14　年齢別患者数月報（外来・入院）（本文25ページ参照）

科\年齢	年	月	0	1	2	3	4	5	6	7	8	9	10	11	12	13	14	15	16-19	20-29	30-39	40-49	50-59	60-64	65-69	70-79	80-	合計	65歳以上 構成比 %	70歳以上 構成比 %	平均	平均	1日平均
内　科																																	
第1外科																																	
第2外科																																	
産婦人科																																	
小児科																																	
耳鼻科																																	
眼　科																																	
整形外科																																	
皮膚科																																	
泌尿器科																																	
放射線科																																	
脳外科																																	
歯　科																																	
神経内科																																	
精神科																																	
麻酔科																																	
伝染病																																	
合　計																																	
1日平均																																	
構成比																																	

表15 平成　年度　外来新患数（初診料算定患者）（本文26ページ参照）

診療月			日数	内科	小児	外科	泌尿	婦人	耳鼻	眼科	形成	合計
4月	当月	延数										
		1平										
	累計	延数										
		1平										
5月	当月	延数										
		1平										
	累計	延数										
		1平										
6月	当月	延数										
		1平										
	累計	延数										
		1平										
7月	当月	延数										
		1平										
	累計	延数										
		1平										
8月	当月	延数										
		1平										
	累計	延数										
		1平										
9月	当月	延数										
		1平										
	累計	延数										
		1平										
10月	当月	延数										
		1平										
	累計	延数										
		1平										
11月	当月	延数										
		1平										
	累計	延数										
		1平										
12月	当月	延数										
		1平										
	累計	延数										
		1平										
1月	当月	延数										
		1平										
	累計	延数										
		1平										
2月	当月	延数										
		1平										
	累計	延数										
		1平										
3月	当月	延数										
		1平										
	累計	延数										
		1平										

表16 保険(管掌)別患者利用状況 (本文27ページ参照)

平成　年度

管掌別 利用率	入院数			外来数		
	総　数	一日平均数	利用率	総　数	一日平均数	利用率
政管健保	本人 人 家族	人	％	人	人	％
船員保険	本人 家族					
日雇健保	本人 家族					
組合健保	本人 家族					
共済組合	本人 家族					
国民健康保険						
労災保険						
生活保護その他						
自　　費						
計						

表17-1 地域別・月別患者数（診療圏）の状況（本文27ページ参照）

外来患者数　　　　　　　　　　　　　　　　　　　　　　　　　　　　　　　病院診療分　　単位　人

	4月	5月	6月	7月	8月	9月	10月	11月	12月	1月	2月	3月	計
A市南													
A市北													
A市計													
B郡													
C郡													
D郡													
E市													
F市													
他県内													
他県外													
合計													

入院患者数　　　　　　　　　　　　　　　　　　　　　　　　　　　　　　　　　　　　　単位　人

	4月	5月	6月	7月	8月	9月	10月	11月	12月	1月	2月	3月	計
A市南													
A市北													
A市計													
B郡													
C郡													
D郡													
E市													
F市													
他県内													
他県外													
合計													

表17-2 地区別外来患者数（平成　年度）（本文27ページ参照）

上段：患者数　下段：比率

地区名\月	A市	B町	C町	D村	E町	F町	G町	H村	I村	J村	K村	県内その他	県外	合計
4														
5														
6														
7														
8														
9														
10														
11														
12														
1														
2														
3														
合計														
一日平均														

付　章　統計表様式集

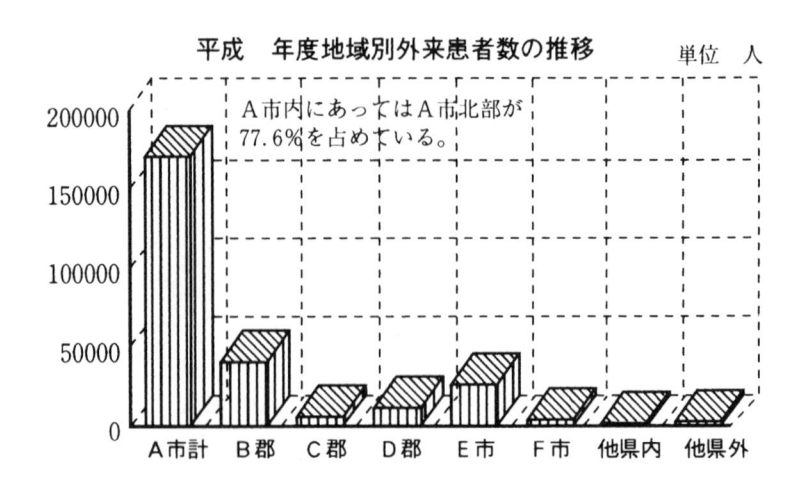

平成　年度地域別外来患者数の推移　　単位　人

A市内にあってはA市北部が77.6％を占めている。

(棒グラフ: A市計, B郡, C郡, D郡, E市, F市, 他県内, 他県外)

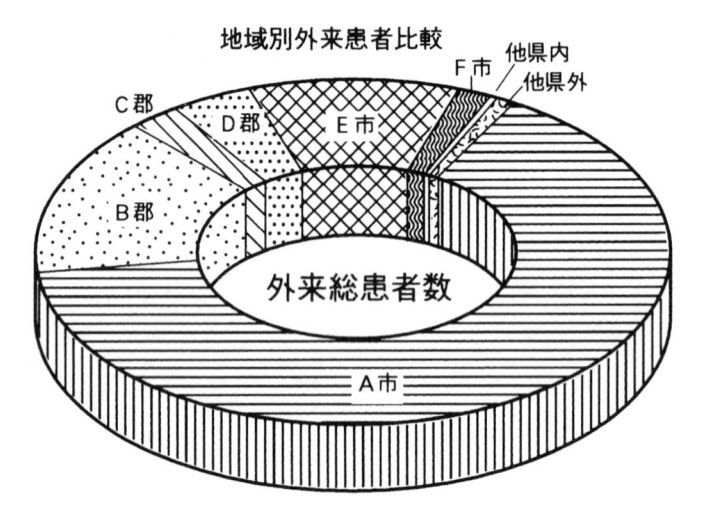

地域別外来患者比較

外来総患者数

(A市, B郡, C郡, D郡, E市, F市, 他県内, 他県外)

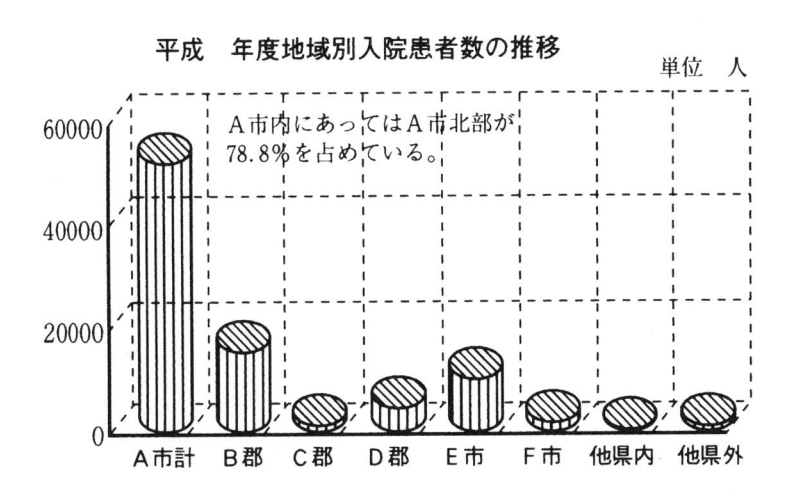

付　章　統計表様式集

平成　年度地域別入院患者数の推移

単位　人

A市内にあってはA市北部が78.8%を占めている。

(棒グラフ: A市計, B郡, C郡, D郡, E市, F市, 他県内, 他県外)

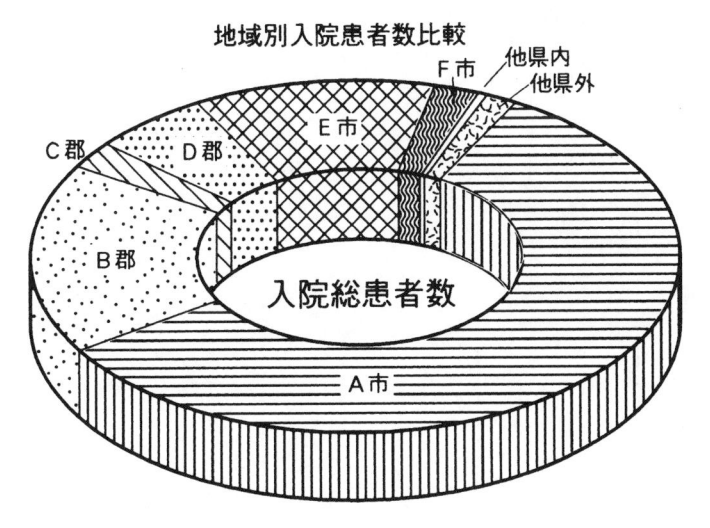

地域別入院患者数比較

入院総患者数

(円グラフ: A市, B郡, C郡, D郡, E市, F市, 他県内, 他県外)

85

表18 平成　年度　月分　診療報酬科別・行為別請求状況調書（入院）（本文28ページ参照）

【単位　円】

区分／科別		内科	精神神経科	循環器科	小児科	外科	整形外科	形成外科	脳神経外科	皮膚科
	件数									
	日数									
	初診料									
	再診料									
社	指導									
	投薬									
	注射									
	検査									
	レントゲン									
保	理学療法									
	処置									
	手術麻酔									
	その他									
	診療収益									
	人／日当たり									
公	前年同期									
	入院料									
	食事療養費									
費	（外泊）									
	（特食）									
	（インキュベータ）									
	室料差額									
	雑収入									
	社公合計									
	人／日当たり									

	前年同期	件数	日数	金額	件数	日数	金額	件数	日数	金額	件数	日数	金額	種類	件数	金額							
医療																							
相談																							
保健																							
予防診接																							
防活動																							
検査受託																							
合計	件数平均（件）																						
	日数平均（日）																						
	金額平均（円）																						
	前年同期との対比																						
計	医師1人当たりの稼働																						
	患者1人当たりの稼働																						
	前年同期との対比																						

表18 (つづき)

区分/科別		泌尿器科	産婦人科	眼科	耳鼻咽喉科	放射線科	麻酔科		合計
	件数								
	日数								
社	初診料								
	再診料								
	指導料								
	投薬								
	注射								
	検査								
	レントゲン								
保	理学療法								
	処置								
	手術麻酔								
	その他								
	診療の収益								
公	人／日当たり								
	前年同期								
	入院料								
	食事療養費								
費	(外食)								
	(特食)								
	(インキュベータ)								
	室料差額								
	雑収入								
	社会保険計								
	人／日当たり								
	前年同期								

医療	件数											
	日数											
	金額											
相談	件数											
保健	日数											
	金額											
健診	件数											
	金額											
予防接種	件数											
	金額											
防活動	日数											
	金額											
受託	件数											
検査	金額											
合計	件数平均（件）											
	日数平均（日）											
	金額平均（円）											
	前年同期との対比											
	医師1人当たりの稼働											
	患者1人当たりの稼働											
	前年同期との対比											

表19 平成　年　月分　診療報酬科別・行為別請求状況調書（入院・外来・合計総括表）（本文28ページ参照）

(単位 円)

区分／科別		入院			外来			入院外来合計		
		合計	当月分 行為別 1人 1日当たり	前年同期 行為別 1人 1日当たり	合計	当月分 行為別 1人 1日当たり	前年同期 行為別 1人 1日当たり	合計	当月分 行為別 1人 1日当たり	前年同期 行為別 1人 1日当たり
社保	件　　　　数									
	日　　　　数									
	初　診　料									
	再　診　料									
	指　導　往　診									
	投　　　　薬									
	注　　　　射									
	検　　　　査									
	画　像　診　断　料									
	リ　ハ　ビ　リ　料									
	処　　　　置									
	手　術　麻　酔									
	そ　の　他									
	診　療　収　益									
	人／日当たり									
	前　年　同　期									
公費	入　院　料									
	食　事　療　養　費									
	（　外　泊　）									
	（　特　食　）									
	（インキュベータ）									
	室　料　差　額									
	雑　収　入									
	社　公　合　計									
	人／日当たり									
	前　年　同　期									
医療相談	件　　数									
	日　　数									
	金　　額									
保健予防活動	健診 件数									
	日数									
	金額									
	接種 件数									
	日数									
	金額									
受託	検査 件数									
	金額									
合計	(1)									
	(2)									
	(3)									
	(4)									
	稼働合計	職員 1人当たりの稼働			職員 1人当たりの稼働			職員 1人当たりの稼働		
	前年同期との対比	当月実績換算人員 人			当月実績換算人員 人			当月実績換算人員 人		
	医師1人当たりの稼働									
	患者1人当たりの稼働	人 円			人 円			人 円		
	前年同期との対比	人 円			人 円			人 円		

(1) 一日当たりの平均　患者数・入院数　　(3) 患者当たりの平均受診数・入院日数
(2) 月間　患者数　　　　　　　　　　　　(4) 月間の延べ患者数

付　章　統計表様式集

表20　診療報酬請求状況（本文28ページ参照）

平成　　年　　月診療・　　月請求

区分	入院							外来							全体						
	請求		未請求		計			請求		未請求		計			請求		未請求		計		
科別	件数	点数	件数	点数	件数	点数		件数	点数	件数	点数	件数	点数		件数	点数	件数	点数	件数	点数	
内科																					
消化器科																					
循環器科																					
神経内科																					
外科																					
整形外科																					
脳神経外科																					
小児科																					
産婦人科																					
耳鼻咽喉科																					
眼科																					
皮膚科																					
泌尿器科																					
放射線科																					
麻酔科																					
神経精神科																					
歯科																					
食事療養費																					
合計																					

※1：点数は、千点単位。　　2：請求は、前月以前の返戻及び未請求分を含む。

表21　外来稼働額表・保険別（本文29ページ参照）

【病院】
平成　年　月分

外来稼働額

項目 \ 保険名	合計		社単（本人）		社単（家族）		社併（本人）		社併
	件数	金額	件数	金額	件数	金額	件数	金額	件数
稼働日数 新患件数 再来件数 延外来件数 1日当り新患件数 1日当り再来件数 1日当り延外来件数 集計区分別実患者数									
初診料 紹介患者加算 初診料計 構成比（％） 1日当り単価 1件当り単価 1人当り単価									
再診料 外来管理加算 再診料計 構成比（％） 1日当り単価 1件当り単価 1人当り単価									
指導料等 指導料計 構成比（％） 1日当り単価 1件当り単価 1人当り単価									
往診料 往診料計 構成比（％） 1日当り単価 1件当り単価 1人当り単価									
在宅療養料 在宅薬剤料 在宅療養計 構成比（％） 1日当り単価 1件当り単価 1人当り単価									
内服薬剤料 頓服薬剤料 外用薬剤料 内服・頓服調剤料 処方料 麻・毒・向加算 調剤技術基本料 投薬料計 構成比（％） 1日当り単価 1件当り単価 1人当り単価									

表・保険別

(家族)	社退（本人）		社退（家族）		社老人		国保単独		国保併用	
金額	件数	金額	件数	金額	件数	金額	件数	金額	件数	金額

表22　入院稼働額表・保険別（本文29ページ参照）

【病院】
平成　年　月分

入院稼働額

項目 \ 保険名	合計		社単（本人）		社単（家族）		社併（本人）		社併
	件数	金額	件数	金額	件数	金額	件数	金額	件数
稼働日数									
在院延日数									
実患者数									
患者1日当り件数									
患者1人当り件数									
初診料									
紹介患者加算									
初診料計									
構成比（％）									
1日当り単価									
1件当り単価									
1人当り単価									
指導料等									
指導料計									
構成比（％）									
1日当り単価									
1件当り単価									
1人当り単価									
内服薬剤料									
頓服薬剤料									
外用薬剤料									
内服・頓服調剤料									
処方料									
麻・毒・向加算									
調剤技術基本料									
投薬料計									
構成比（％）									
1日当り単価									
1件当り単価									
1人当り単価									
注射手技料									
注射薬剤料									
注射材料									
注射料計									
構成比（％）									
1日当り単価									
1件当り単価									
1人当り単価									
処置手技料									
処置薬剤料									
処置器材料									
処置料計									
構成比（％）									
1日当り単価									
1件当り単価									

表・保険別

(家族)		社退（本人）		社退（家族）		社老人		国保単独		国保併用	
金額	件数	金額	件数	金額	件数	金額	件数	金額	件数	金額	

表23 平成　年　月　保険別診療報酬実績表（点数表示）（本文29ページ参照）

保険別外来診療実績（単位：点）

外　　来	初診料	再診料	指導料	在宅療養料	投薬料	注射料
社 保 本 人						
社 保 家 族						
社 家 併 用						
社 保 老 人						
社 本 併 用						
公　　　費						
国 保 併 用						
国 保 老 人						
国 保 単 独						
退 職 本 人						
退 本 併 用						
退 職 家 族						
退 家 併 用						
労　　　災						
自　　　賠						
自　　　費						
合　　　計						
構　　成　比						

保険別入院診療実績（単位：点）

入　　院	初診料	入院基本料	食事療養費	投薬料	注射料
社 保 本 人					
社 保 家 族					
社 家 併 用					
社 保 老 人					
社 本 併 用					
公　　　費					
国 保 併 用					
国 保 老 人					
国 保 単 独					
退 職 本 人					
退 本 併 用					
退 職 家 族					
退 家 併 用					
労　　　災					
自　　　賠					
自　　　費					
合　　　計					
構　　成　比					

付　章　統計表様式集

処置料	手術料	検査料	画像診断	リハビリ料	その他	合　　計	件　　数	実日数

処置料	手術料	検査料	画像診断	リハビリ料	その他	合　　計	件　　数	実日数

表24 入院稼働額表・病棟別（本文29ページ参照）

【病院】
平成　年　月分

入院稼働額

項目＼病棟名	合計		2階北病棟		2階南病棟		3階北病棟		3階南病棟	
	件数	金額	件数	金額	件数	金額	件数	金額	件数	金額
稼働日数										
在院延日数										
実患者数										
患者1日当り件数										
患者1人当り件数										
初診料										
紹介患者加算										
初診料計										
構成比（％）										
1日当り単価										
1件当り単価										
1人当り単価										
指導料等										
指導料計										
構成比（％）										
1日当り単価										
1件当り単価										
1人当り単価										
内服薬剤料										
頓服薬剤料										
外用薬剤料										
内服・頓服調剤料										
処方料										
麻・毒・向加算										
調剤技術基本料										
投薬料計										
構成比（％）										
1日当り単価										
1件当り単価										
1人当り単価										
注射手技料										
注射手技料										
注射薬剤料										
注射材料										
注射料計										
構成比（％）										
1日当り単価										
1件当り単価										
1人当り単価										
処置手技料										
処置薬剤料										
処置器材料										
処置料計										
構成比（％）										
1日当り単価										
1件当り単価										
1人当り単価										
手術手技料										
手術薬剤料										
手術材料										

表・病棟別

4階北病棟		4階南病棟		5階北病棟		5階南病棟		移行999		その他	
件数	金額	件数	金額	件数	金額	件数	金額	件数	金額	件数	金額

表25　入院行為別統計（病棟別）（本文29ページ参照）

平成　年　月　　（単位　円）

	A 南産科	B	C	D	E	F	G	H	伝染病	入院合計
入院基本料										
医学管理料										
食事療養費										
投　薬　料										
注射料　注射 輸血										
検　査　料										
X　線　料										
リハビリ料										
手術料　手術 麻酔										
処置料　処置 透析										
初　診　料										
その他　指導 精神 分娩 新生児 その他										
収入計　当月 前月 前月との比較										
患者数　当月 前月 前月との比較										
単　価　当月 前月 前月との比較										

付　章　統計表様式集

表26　外来1人1日当たり収入 (本文30ページ参照)

(単位　円)

平成　年　月	内科	第一外科	第二外科	第三外科	産婦人科	小児科	耳鼻科	眼科	整形外科	皮膚科	泌尿器科	放射線科	歯科	脳外科	神経内科	麻酔科	精神科	外来合計
初診料																		
再診料																		
投薬料																		
注射料　注射																		
輸血																		
検査料																		
X線料																		
リハビリ料																		
手術料　手術																		
麻酔																		
処置料　処置																		
透析																		
その他　指導																		
精神																		
分娩																		
新生児																		
往診																		
計																		

101

表27 入院1人1日当たり科別収入 (本文30ページ参照)

平成　年　月　　　　　　　　　　　　　　　　　　　　　　　　　　　　　　　　　　　　　　　（単位　円）

	内科	第一外科	第二外科	産婦人科	小児科	耳鼻科	眼科	整形外科	皮膚科	泌尿器科	放射線科	脳外科	歯科	神経内科	麻酔科	精神科	伝染病	外来	合計
入院料																			
医学管理等																			
食事療養費																			
注射料　注射																			
輸血																			
検査料																			
X線料																			
リハビリ科																			
手術料　手術																			
麻酔																			
処置料　処置																			
透析																			
初診料																			
その他　指導																			
精神																			
分娩																			
新生児																			
その他																			
計																			

表28　患者数（1日平均）と診療収入 （本文30ページ参照）

① 患者数（1日平均）と診療収入

項　目＼年　度		平成●年	平成●年	平成●年	平成●年	摘　要
外　来　日　数						
1日平均外来患者数	新　来					
	再　来					
	計					
一日平均在院患者数						
新　入　院　患　者　数						
退　院　患　者　数						
診療収入	窓口収入					
	保険請求					
	計					

② 患者1人1日当たりの収益

項　目＼年　度	平成●年	平成●年	平成●年	平成●年
外　　　　来				
入　　　　院				
室　料　差　額				

表29-1　患者数日報（本文30ページ参照）

管 理 日 誌

	平成　　年　　月　　日　　曜日　　天気										
外来		内科	外科	眼科	結核	計	担　送　患　者				
							3F	4F	5F	6F	計
	新患										
	再来										
	計										

入院	3F		4F		5F		6F		計	
	内科	外科	内科	外科	内科	外科	内科	外科	内科	外科
男		眼( )								眼( )
女		眼( )								眼( )
合計		眼( )								眼( )

	入　　院		退　　院		転　室
室名	氏　　名	室名	氏　　名	氏　　名	

記載者

人間ドック	1泊2日コース 男 女　　　計

記載者

当直者	医師	日直		宿直	
	看護婦	準夜勤	3F	夜勤	3F
			4F		4F
			5F		5F
			6F		6F
	事務	日直		宿直	

備考	

記載者

付　章　統計表様式集

表29-2　窓口収入日報 （本文30ページ参照）

窓口収入計算書（日報）

平成　　年　　月　　日（　曜日）

	外　来			405 医療相談	214 仮受消費税
	自　費	保　険	計	外　来	（外来・入院）
外　来　収　入	(まじ1)	(まほ1)	(イ)		
406 その他医業収入			(ロ)		
合　　　計			〔A〕	〔C〕	〔D〕
	件	件	件	件	件

	入　院			外来・入院の合計	
	自　費	保　険	計		
入　院　収　入	(まじ)	(まほ)	(ハ)	(イ)+(ハ)	
406 その他医業収入			(ニ)	(ロ)+(ニ)	
402 室　料　差　額			(ホ)	(ホ)	
合　　　計			〔B〕	総計〔A〕+〔B〕+〔C〕+〔D〕 （　　　件）	円
	件	件	件		

摘　要

(注) −〔D〕は（まじ1）（まほ1）及び（ロ）（ニ）（ホ）及び〔C〕に対するものである。

☐ は入金伝票の作成される科目である。

表30　診療月報（本文30ページ参照）

診療月報　平成　　年　　月

			当月	前年同月	対比率	前々年同月	対比率
入院		診療日数	日	日	%	日	%
	請求	件数	件	件	%	件	%
		実日数	日	日	%	日	%
		点数	点	点	%	点	%
		（1件単価）	点	点	%	点	%
		（1日単価）	点	点	%	点	%
	在院患者延数		名	名	%	名	%
	1日平均患者数		名	名	%	名	%
外来		診療日数	日	日	%	日	%
	請求	件数	件	件	%	件	%
		実日数	日	日	%	日	%
		点数	点	点	%	点	%
		（1件単価）	点	点	%	点	%
		（1日単価）	点	点	%	点	%
	外来患者延数		名	名	%	名	%
	初診料算定患者数		名	名	%	名	%
	（新規患者数）		名	名	%	名	%
	（紹介患者数）		名	名	%	名	%
	1日平均患者数		名	名	%	名	%
合計	レセプト収入		千円	千円	%	千円	%
	（入院合計）		千円	千円	%	千円	%
	（外来合計）		千円	千円	%	千円	%

				当月	前年同月	対比率	前々年同月	対比率
（外来内訳）	病院		診療日数	日	日	%	日	%
		請求	件数	件	件	%	件	%
			実日数	日	日	%	日	%
			点数	点	点	%	点	%
			（1件単価）	点	点	%	点	%
			（1日単価）	点	点	%	点	%
		外来患者延数		名	名	%	名	%
		初診料算定患者数		名	名	%	名	%
		（新規患者数）		名	名	%	名	%
		（紹介患者数）		名	名	%	名	%
		1日平均患者数		名	名	%	名	%
	クリニック		診療日数	日	日	%	日	%
		請求	件数	件	件	%	件	%
			実日数	日	日	%	日	%
			点数	点	点	%	点	%
			（1件単価）	点	点	%	点	%
			（1日単価）	点	点	%	点	%
		外来患者延数		名	名	%	名	%
		初診料算定患者数		名	名	%	名	%
		（新規患者数）		名	名	%	名	%
		（紹介患者数）		名	名	%	名	%
		1日平均患者数		名	名	%	名	%

付　章　統計表様式集

年間比較〔平成　年　月～　月〕					
当期累計	前期累計	対比率		前々期累計	対比率
日	日	%		日	%
件	件	%		件	%
日	日	%		日	%
点	点	%		点	%
点	点	%		点	%
点	点	%		点	%
名	名	%		名	%
名	名	%		名	%
日	日	%		日	%
件	件	%		件	%
日	日	%		日	%
点	点	%		点	%
点	点	%		点	%
点	点	%		点	%
名	名	%		名	%
名	名	%		名	%
名	名	%		名	%
名	名	%		名	%
名	名	%		名	%
千円	千円	%		千円	%
千円	千円	%		千円	%
千円	千円	%		千円	%
日	日	%		日	%
件	件	%		件	%
日	日	%		日	%
点	点	%		点	%
点	点	%		点	%
点	点	%		点	%
名	名	%		名	%
名	名	%		名	%
名	名	%		名	%
名	名	%		名	%
日	日	%		日	%
件	件	%		件	%
日	日	%		日	%
点	点	%		点	%
点	点	%		点	%
点	点	%		点	%
名	名	%		名	%
名	名	%		名	%
名	名	%		名	%
名	名	%		名	%
名	名	%		名	%

【外来(HP+CL)稼働額/患者数/単価】

			4月	5月	6月	7月	8月	9月
稼働日数(±:0.5)			23.0	20.5	24.0	24.0	23.5	21.0
全科	計:収入 計:患者数 平均:1日患者数 平均:1日単価 平均:患者単位							

			4月	5月	6月	7月	8月	9月
外科	収入 患者数 1日患者数 単価							
整形外科	収入 患者数 1日患者数 単価							
内科	収入 患者数 1日患者数 単価							
小児科	収入 患者数 1日患者数 単価							
眼科	収入 患者数 1日患者数 単価							
耳鼻科	収入 患者数 1日患者数 単価							
産婦人科	収入 患者数 1日患者数 単価							
皮膚科	収入 患者数 1日患者数 単価							
泌尿器科	収入 患者数 1日患者数 単価							
リハビリ	収入 患者数 1日患者数 単価							
神経科	収入 患者数 1日患者数 単価							
脳外科	収入 患者数							

付　章　統計表様式集

上期小計	10月	11月	12月	1月	2月	3月	下期小計	年度合計
136.0	23.5	21.0	21.0	21.0	21.0	24.0	131.5	267.5

109

表31　　月　入院患者1人1日平均診療報酬請求額 (本文30ページ参照)

(単位：円)

区分	整形外科			外科			内科			神経内科			リハビリテーション科		
	本年度	前年度	増減	本年度	前年度	増減	本年度	前年度	増減	本年度	前年度	増減	本年度	前年度	増減
入　院　料															
そ　の　他															
医学管理等															
検　　　査															
画像診断															
投　　　薬															
注　　　射															
リハビリテーション															
処　　　置															
手　　　術															
そ　の　他															
入院時食事料															
合　　　計															

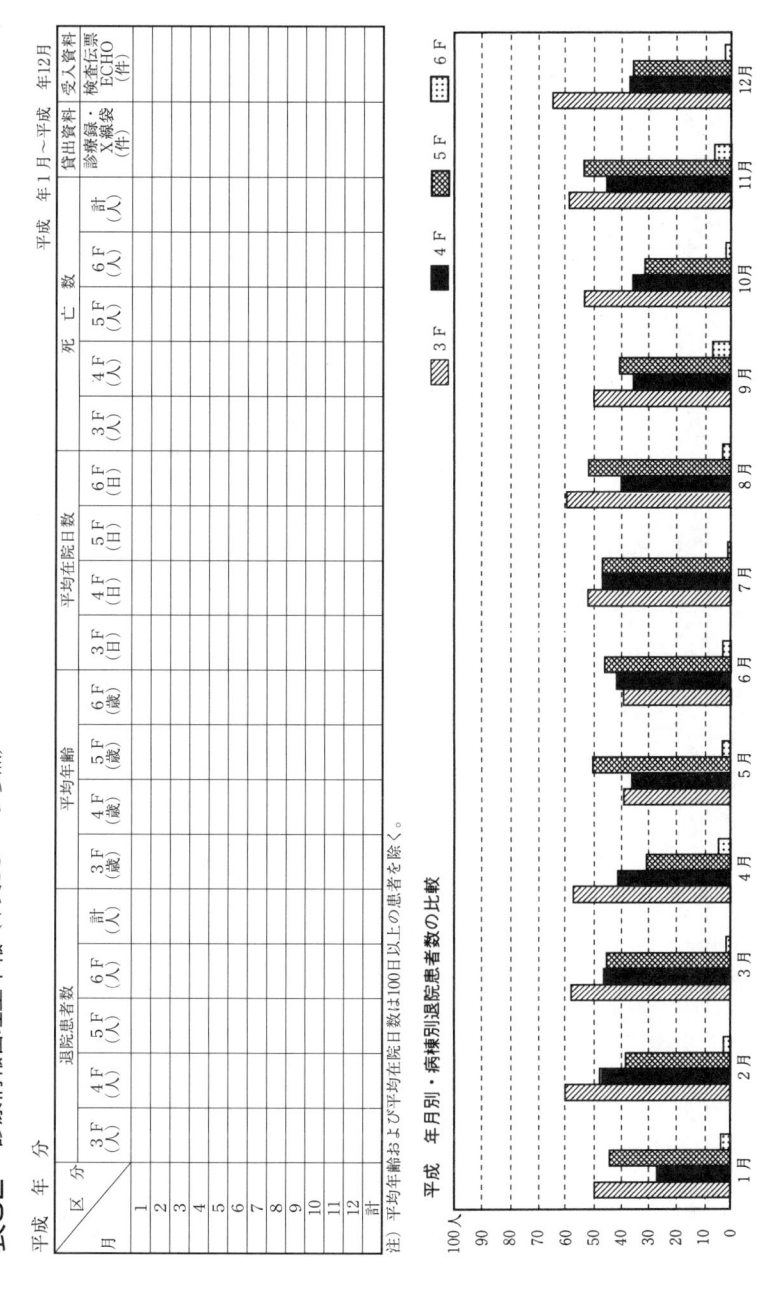

付　章　統計表様式集

表32　診療情報管理室年報（本文30ページ参照）

平成　年１月～平成　年12月

平成　年　分

区分	退院患者数				平均年齢				平均在院日数				死亡数				貸出資料	受入資料
月	3F(人)	4F(人)	5F(人)	6F(人)	計(人)	3F(歳)	4F(歳)	5F(歳)	6F(歳)	3F(日)	4F(日)	5F(日)	6F(日)	3F(人)	4F(人)	5F(人)	6F(人)	計(人)	診療録・X線袋(件)	検査伝票ECHO(件)
1																				
2																				
3																				
4																				
5																				
6																				
7																				
8																				
9																				
10																				
11																				
12																				
計																				

注）平均年齢および平均在院日数は100日以上の患者を除く。

平成　年月別・病棟別退院患者数の比較

111

表33 平成　年　各科病棟別平均在院日数（本文30ページ参照）

診療月		内科	小児科	外科	泌尿器	婦人科	耳鼻科	放射線	成形	合計	2階東	2階西	3階東	3階西	4階東	4階西	5階東	5階西	合計	検算
4月	当月																			
	累計																			
5月	当月																			
	累計																			
6月	当月																			
	累計																			
7月	当月																			
	累計																			
8月	当月																			
	累計																			
9月	当月																			
	累計																			
10月	当月																			
	累計																			
11月	当月																			
	累計																			
12月	当月																			
	累計																			
1月	当月																			
	累計																			
2月	当月																			
	累計																			
3月	当月																			
	累計																			

表34　医事課月報　平成　年　月分（本文31ページ参照）

減　免

		診療費（一部負担金）・室料差額減免				この月に減免、免除を行った件数				
		減	額	免	除					
医　療　相　談　収　入		件	円	件	円	3	4	5	6	計
外　　来　　収　　入						F	F	F	F	
入院収入 （一般患者）	診　　療									
	その他医									
	室　　料									
入院収入 （自院分）	診　　療									
	その他医									
	室　　料									
合　　　　　計										

113

表35 各科別外来投薬関係状況 (本文31ページ参照)

投薬剤科	院外処方科	処方料	計	院内処方枚数	処方率	1枚平均薬剤料	院外処方枚数	処方率
内　　　科								
糖 尿 病								
小 児 科								
外　　　科								
整形外科								
脳神経外								
泌尿器科								
皮 膚 科								
産婦人科								
眼　　　科								
耳鼻咽喉								
歯　　　科								
形成外科								
計								

付　章　統計表様式集

表36　院外処方箋発行数（本文31ページ参照）

（平成　年度）

	内　科	小児科	外　科	産婦人科	泌尿器科	整形外科	眼　科	合　計	備　考
年4月									
5月									
6月									
7月									
8月									
9月									
10月									
11月									
12月									
年1月									
2月									
3月									
合　計									
構成比									

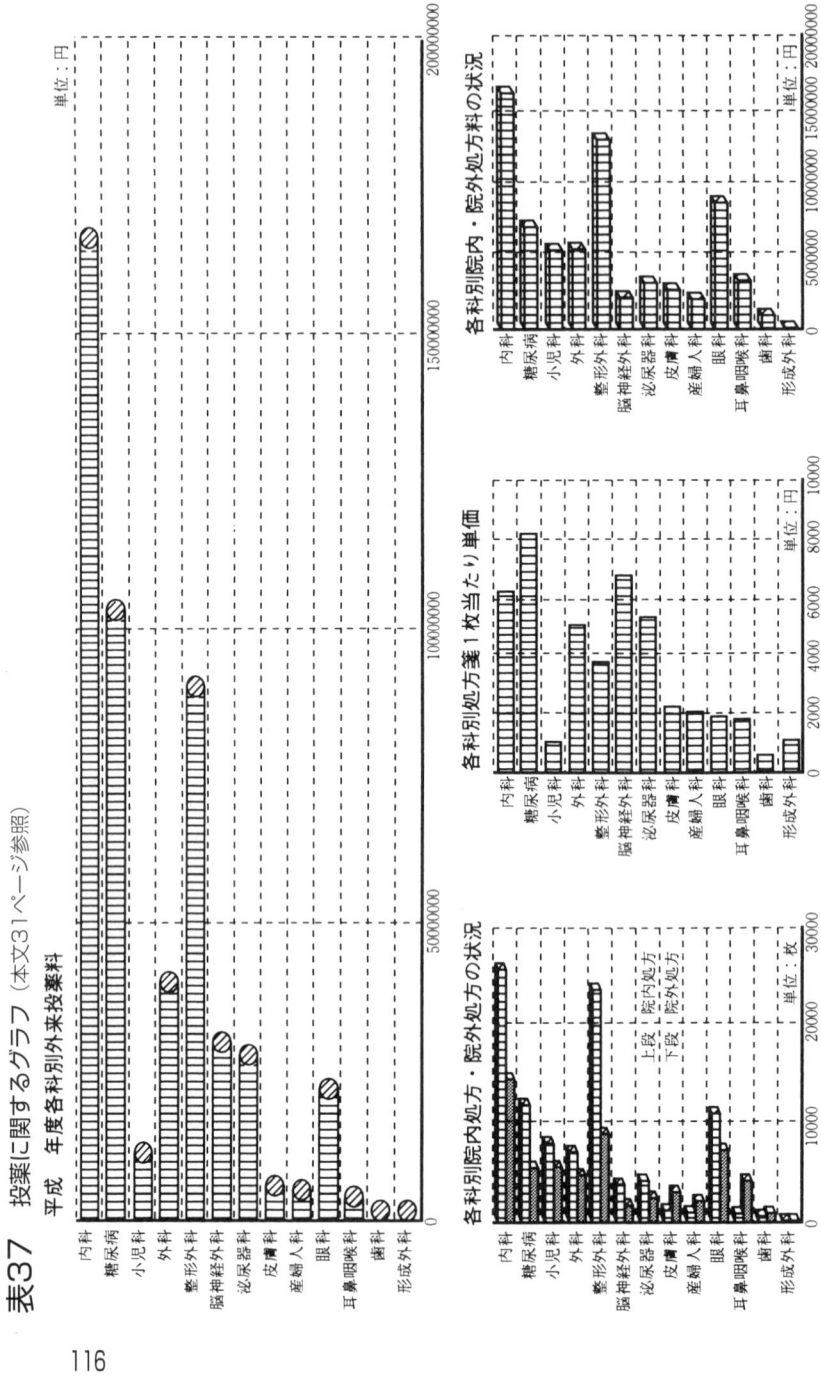

表37 投薬に関するグラフ (本文31ページ参照)

平成　年度 各科別外来投薬料

各科別院内処方・院外処方の状況　単位：枚

各科別処方箋1枚当たり単価　単位：円

各科別院内・院外処方料の状況　単位：円

付章 統計表様式集

表38 入院外来患者目標値達成率 (本文31ページ参照)

平成 年 月

入院	内科	第一外科	第二外科	産婦人科	小児科	耳鼻科	眼科	整形外科	皮膚科	泌尿器科	放射線科	脳外科	歯科	神経内科	麻酔科	精神科	伝染病	入院計
1日平均目標値																		
当月1日平均																		
差引																		
目標達成率																		

平成 年 月

入院	内科	第一外科	第二外科	産婦人科	小児科	耳鼻科	眼科	整形外科	皮膚科	泌尿器科	放射線科	脳外科	歯科	神経内科	麻酔科	精神科	外来総計
1日平均目標値																	
当月1日平均																	
差引																	
目標達成率																	

表39 平成　年度　紹介患者（外来・入院）表 (本文32ページ参照)

地域連携室　(人)

	4月	5月	6月	7月	8月	9月	10月	11月	12月	1月	2月	3月	計
外来													0
入院													0
合計	0	0	0	0	0	0	0	0	0	0	0	0	0

表40　平成　年度　年齢別紹介患者一覧表 (本文32ページ参照)

	0〜29歳	30〜39歳	40〜49歳	50〜59歳	60〜69歳	70〜79歳	80〜89歳	90歳以上	合計
4月									0
5月									0
6月									0
7月									0
8月									0
9月									0
10月									0
11月									0
12月									0
1月									0
2月									0
3月									0
合計	0	0	0	0	0	0	0	0	0

表41 平成　年度　疾病別紹介患者一覧表（本文32ページ参照）

	感染症等	新生物 (精査含む)	消化器系	内分泌系	神経系	循環器系	呼吸器系	皮膚・ 皮下組織	眼科	筋骨格系	その他	CT/MR等 精査目的	合計
4月													0
5月													0
6月													0
7月													0
8月													0
9月													0
10月													0
11月													0
12月													0
1月													0
2月													0
3月													0
合計	0	0	0	0	0	0	0	0	0	0	0	0	0

表42 平成　年度　紹介患者地域別表 (本文32ページ参照)

地域連携室　(人)

	4月	5月	6月	7月	8月	9月	10月	11月	12月	1月	2月	3月	計
○○地区													0
○○地区													0
○○地区													0
○○地区													0
○○地区													0
県　内													0
県　外													0
合計	0	0	0	0	0	0	0	0	0	0	0	0	0

表43 平成　年度　紹介患者施設別表 (本文32ページ参照)

地域連携室　(人)

	4月	5月	6月	7月	8月	9月	10月	11月	12月	1月	2月	3月	計
診療所													0
病院													0
介護・福祉施設													0
その他													0
合計	0	0	0	0	0	0	0	0	0	0	0	0	0

表44 平成　年度　紹介患者診療科別表 (本文32ページ参照)

	内科	呼吸器科	神経内科	循環器科	外科	整形外科	眼科	CT/MR	計
4月									0
5月									0
6月									0
7月									0
8月									0
9月									0
10月									0
11月									0
12月									0
1月									0
2月									0
3月									0
計	0	0	0	0	0	0	0	0	0

表45 平成　年度　救急搬送患者統計資料 (本文33ページ参照)

地域連携室

月別	患者件数	搬送時間帯別			診療科別		入院・外来別		病棟内訳			初診患者数	紹介による搬送(夜急診含む)
		診療時間内	時間外	休日	深夜	内科系	外科系	外来	入院	○F	○F	○F		
4月														
5月														
6月														
7月														
8月														
9月														
10月														
11月														
12月														
1月														
2月														
3月														
総計	0	0	0	0	0	0	0	0	0	0	0	0	0

表46　年度別救急車搬送患者数（本文33ページ参照）

月別	18年度	19年度	20年度	21年度	22年度
4月					
5月					
6月					
7月					
8月					
9月					
10月					
11月					
12月					
1月					
2月					
3月					
合計	0	0	0	0	0

表47　月診療分　DPC対象患者平均在院日数(DPCコード別)（本文33ページ参照）

```
診療科    = レセプト提出診療科
AVE      = 当院延べ日数／症例数
全国AVE  = 入院期間Ⅱ日数
AVE差    = 当院AVE－全国AVE　（　≦0　良い）
MAX      = 症例中、最も長期間の在院日数
MIN      = 症例中、最も短期間の在院日数
差       = MAX－MIN
```

01：神経系疾患

病名	DPCコード	診療科	症例数	延日数	AVE	全国AVE	AVE差	MAX	MIN	差
脳梗塞	010060x099x00x									
脳梗塞	010060x099x01x									
脳梗塞	010060x099x20x									
脳梗塞	010060x099x3xx									
パーキンソン病	010160xx99x0xx									
水頭症	010200xx99x0xx									
脳（その他）	010310xx99x0xx									

02：眼科系疾患

病名	DPCコード	診療科	症例数	延日数	AVE	全国AVE	AVE差	MAX	MIN	差
白内障（片）	020110xx97x0x0									
白内障（両）	020110xx97x0x1									

03：耳鼻咽喉科系疾患

病名	DPCコード	診療科	症例数	延日数	AVE	全国AVE	AVE差	MAX	MIN	差
口腔咽頭腫瘍	030150xx97x0xx									
扁桃アデノイド	030230xxxxxxxx									
扁桃周囲腫瘍	030240xx99xxxx									
睡眠時無呼吸	030250xx991xxx									
上気道炎	030270xxxxxxxx									
声帯ポリープ	030280xx97xxxx									
鼻中隔湾曲症	030320xxxxxxxx									
慢性副鼻腔炎	030350xxxxxxxx									
前庭機能障害	030400xx99xxxx									
突発性難聴	030428xxxxxxxx									
滲出性中耳炎	030430xx97xx0x									
慢性化膿性中耳炎	030440xx01xxxx									
慢性化膿性中耳炎	030440xx02xxxx									
中耳・乳様突起障害	030460xx99xxxx									

04：呼吸器系疾患

病名	DPCコード	診療科	症例数	延日数	AVE	全国AVE	AVE差	MAX	MIN	差
縦隔良性腫瘍	040020xx99xxxx									
肺悪性腫瘍	040040xx9900xx									
肺悪性腫瘍	040040xx9901xx									
肺悪性腫瘍	040040xx9904xx									
肺悪性腫瘍	040040xx99100x									
肺悪性腫瘍	040040xx9911xx									
急性扁桃・咽頭炎	040060xx99xxxx									

付　章　統計表様式集

前頁からの続き

病名	DPCコード	診療料	症例数	延日数	AVE	全国AVE	AVE差	MAX	MIN	差
膝関節周辺骨折	160820xx97xxxx									
	160820xx99xxxx									
下腿足関節周辺骨折	160835xx01xxxx									
	160835xx97xxxx									
足関節・足部の骨折	160850xx97xxxx									
骨盤損傷	160980xx99x0xx									
多部位外傷	160990xx97x00x									
体温異常	161020xxxxx0xx									
詳細不明の損傷	161060xx97x0xx									

17：精神疾患

病名	DPCコード	診療料	症例数	延日数	AVE	全国AVE	AVE差	MAX	MIN	差
薬物による精神障害	170020x0xxxxxx									
神経症性障害	170050x0xxxxxx									

18：その他

病名	DPCコード	診療料	症例数	延日数	AVE	全国AVE	AVE差	MAX	MIN	差
敗血症	180010xxxxx0xx									
	180010xxxxx2xx									

月診療分　退院済みDPC対象患者　平均在院日数　（AVE差：降順）
全国平均在院日数　10日以上超え

病名	DPCコード	診療料	症例数	延日数	AVE	全国AVE	AVE差	MAX	MIN	差
胸椎・腰椎以下骨折損傷	160690xx99xxxx									
肘関節大腿近位骨折	160800xx97xxxx									
肺悪性腫瘍	040040xx9911xx									
心不全	050130xxxxx100x									
詳細不明の損傷	161060xx97x0xx									
脊柱管狭窄	07034xxx99xx0x									
脊椎変性	070180xx99xxxx									
腎盂・尿管悪性腫瘍	110060xx97x0xx									
縦隔良性腫瘍	040020xx99xxxx									
心不全	050130xxxxx02x									
鎖骨・肩甲骨骨折	160700xx97xx1x									
肝・肝内胆管悪性腫瘍	060050xx99x30x									
褥そう潰瘍	070550xx99x0xx									
胆管結石・胆管炎	060340xx03x0xx									
胸隔・横隔膜損傷	160400xx99x0xx									
心筋梗塞	050030xx03x2xx									
頻脈性不整脈	050070xx9900xx									
喘息	040100xxxxx00x									
股関節症	070220xx010xxx									
皮下軟部損傷	160660xx99xxxx									

表48 　入院稼働額出来高案分比率集計表（在科別当月発生分）（本文33ページ参照）

平成　年　月分

科名	区分		患者数	延日数	基本診療料
合計	出来高	(a)			
	包括出来高	(b)			
	包括案分額	(c)			
	包括合計	(d＝b+c)			
	実稼働額	(e＝a+d)			
	包括前	(f)			
	差　額	(g＝e-f)			
外科B	出来高	(a)			
	包括出来高	(b)			
	包括案分額	(c)			
	包括合計	(d＝b+c)			
	実稼働額	(e＝a+d)			
	包括前	(f)			
	差　額	(g＝e-f)			
整形B	出来高	(a)			
	包括出来高	(b)			
	包括案分額	(c)			
	包括合計	(d＝b+c)			
	実稼働額	(e＝a+d)			
	包括前	(f)			
	差　額	(g＝e-f)			
内科B	出来高	(a)			
	包括出来高	(b)			
	包括案分額	(c)			
	包括合計	(d＝b+c)			
	実稼働額	(e＝a+d)			
	包括前	(f)			
	差　額	(g＝e-f)			
小児B	出来高	(a)			
	包括出来高	(b)			
	包括案分額	(c)			
	包括合計	(d＝b+c)			
	実稼働額	(e＝a+d)			
	包括前	(f)			
	差　額	(g＝e-f)			

付　章　統計表様式集

調整係数：
作成日

投薬料	注射料	処置及び手術	検査料	画像診断料	諸収	計

表49 病院経営指標(抜粋)(厚生省平成8年5月10日公表)(本文39ページ参照)

		(1)病床利用率(%)		(2)平均在院日数(日)		(3)患者1人1日当 入院収益(円)		(4)患者1人1日当 外来収益(円)		(5)人件費率(%)		(6)材料費率(%)		調査病院数	
		黒字	赤字	黒字	赤字	黒字	赤字	黒字	赤字	黒字	赤字	黒字	赤字	黒字	赤字
●全施設		83.6	75.8	38.4	45.0	20,142	17,691	7,807	7,316	45.9	51.3	27.7	29.2	812	303
●病床規模別															
一般病院	99床以下	79.4	70.7	29.0	39.2	19,714	17,471	7,285	7,176	44.5	50.1	26.5	29.3	370	178
	100～199床	84.5	75.5	42.0	44.5	19,649	17,389	7,827	6,991	46.0	52.2	27.7	28.3	314	86
	200～299床	83.3	80.7	46.1	50.2	19,656	18,900	8,220	7,731	47.5	49.9	27.0	30.9	81	24
	300床以上	86.2	80.6	37.9	52.7	22,145	17,462	8,462	8,229	48.0	53.4	29.7	28.9	47	15
●病院の性格別															
	内科系	87.4	77.8	70.6	81.2	16,005	14,096	8,361	7,347	47.6	53.4	25.8	28.5	225	85
	外科系	80.8	64.9	23.5	31.0	24,738	20,302	7,394	7,055	43.9	52.7	24.8	24.9	134	50

著者紹介

三浦　昇（みうら　のぼる）

1950年生まれ。1978年、(医)柏葉会柏戸病院入職、2008年退職。現在、千葉病院事務長会特別参与、千葉県民間病院協会医事研究部長、同協会医事業務勉強会代表、理事、事務局長。
著書に『医事情報活用ハンドブック』『看護部のための帳票・伝票便覧』（以上、経営書院刊）などがある。

改訂版
医事課員と専門学校生のための医事統計入門

| 1997年4月21日　第1版第1刷発行 | 定価はカバーに表 |
| 2011年1月27日　第2版第1刷発行 | 示してあります。 |

著者　三浦　昇

発行者　平　盛之

㈱産労総合研究所出版部
発行所　経営書院

〒102-0093　東京都千代田区平河町2-4-7　清瀬会館
電話 03(3237)1601　振替 00180-0-11361

落丁・乱丁本はお取り替えいたします。　印刷・製本　中和株式会社

978-4-86326-094-8